Los geht es mit der kleinen Löffelei.

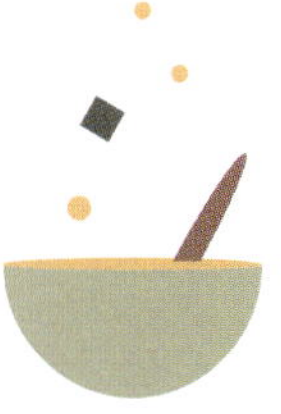

KAMPENWAND
VERLAG

ISBN: 978-3-96966-481-0

Raiffeisenstr. 4 · D-83377 Vachendorf

www.kampenwand-verlag.de

5. Auflage 2023

Ninja Bender · Annika Kirner · Franziska Fleisch

Korrektorat: Jona Gellert

Versand & Vertrieb durch Nova MD GmbH

www.novamd.de · bestellung@novamd.de · +49 (0) 861 166 17 27

Printed in Czech Republic

FINIDR, s.r.o. · Lípová 1965 · 737 01 Český Těšín

DIE KLEINE

LÖFFELEI

BEIKOSTEINFÜHRUNG IN VIER EINFACHEN SCHRITTEN

VORWORT

Es ist so weit: Du hast das Gefühl, dass es langsam Zeit wird, sich mit dem Thema Beikost zu beschäftigen? Vielleicht schaut dein Baby schon neugierig auf dein Essen. Oder du denkst, dass deinem Baby die Milch nicht mehr ausreicht. Vielleicht hast du auch einfach nur gehört, dass man um den fünften Monat herum anfangen sollte, Beikost zu geben.

Und spätestens jetzt merkst du wahrscheinlich, dass es scheinbar eine große Wissenschaft ist, wann und wie du mit dem Thema und der Breischlacht starten solltest. Zeitgleich wird dein Baby agiler und lässt dir nicht mehr ganz so viel Zeit, dich mit all den Informationen auseinanderzusetzen und daraus den optimalen Plan für euch zu entwickeln.
Genauso erging es uns auch, als wir damals bei unseren ersten Kindern an den Punkt kamen. Wir hatten jedoch das große Glück, dass unsere Hebamme uns einen Beikostplan erstellt hat, der auf den Empfehlungen des FKE* aufbaut. Ein Beikostplan, der dir dabei hilft, die Milchmahlzeiten deines Babys nach und nach durch Breimahlzeiten zu ersetzen, dein Baby mit allen wichtigen Nährstoffen zu versorgen und es an viele unterschiedliche Geschmacksrichtungen zu gewöhnen.

Und weil wir denken, dass dieser Plan vielen Müttern genauso helfen kann wie uns, ist dieses Buch in Zusammenarbeit mit unserer Hebamme Franziska Fleisch entstanden.

// Bitte beginne die Beikosteinführung immer in Absprache mit deinem Kinderarzt/ deiner Kinderärztin und deiner Hebamme.

* Forschungsdepartment Kinderernährung: www.fke-do.de

INHALTSVERZEICHNIS

DER START

MITTAGSBREI

ABENDBREI

MITTAGSBREI

MORGENBREI

INHALTSVERZEICHNIS

NACHMITTAGSBREI

ÜBERGANG FAMILIENKOST

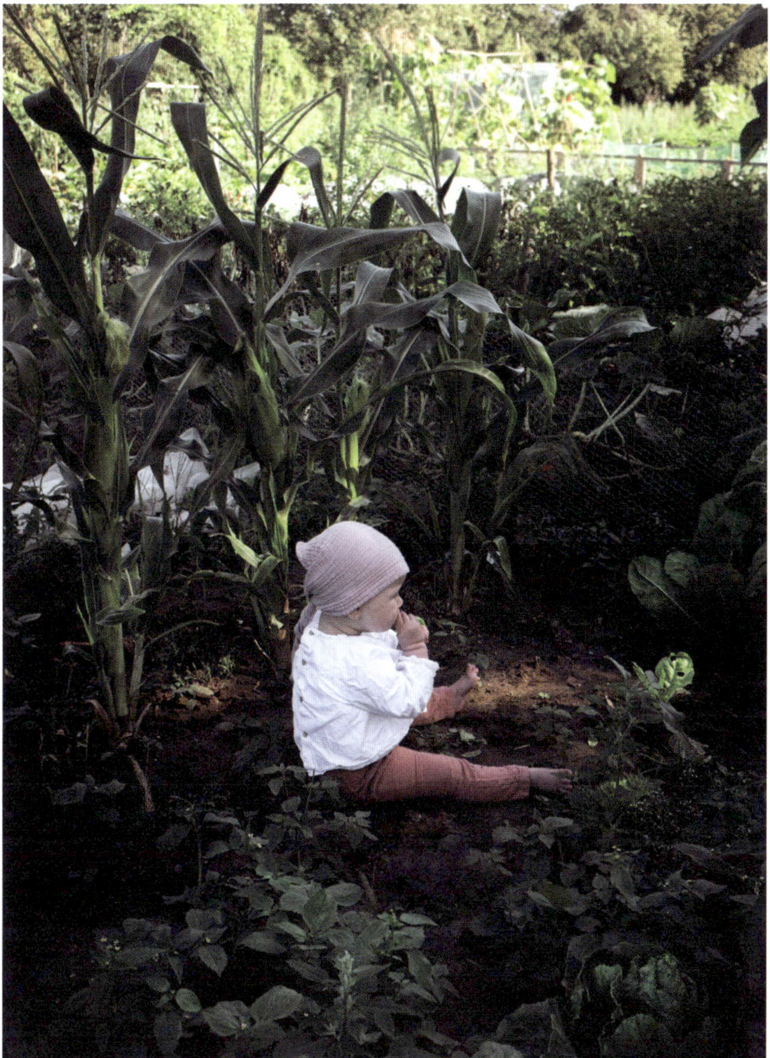

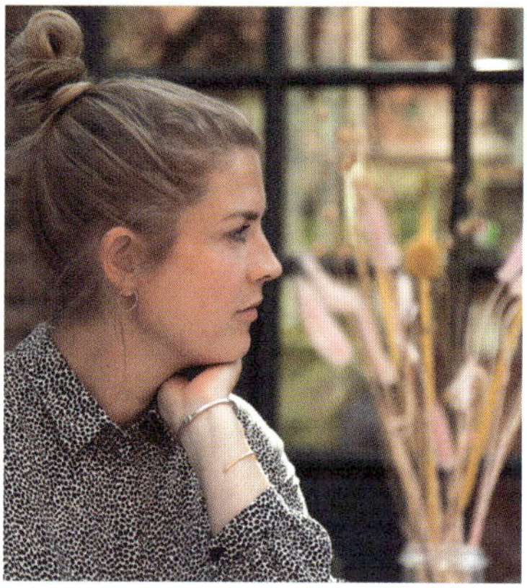

NINJA BENDER

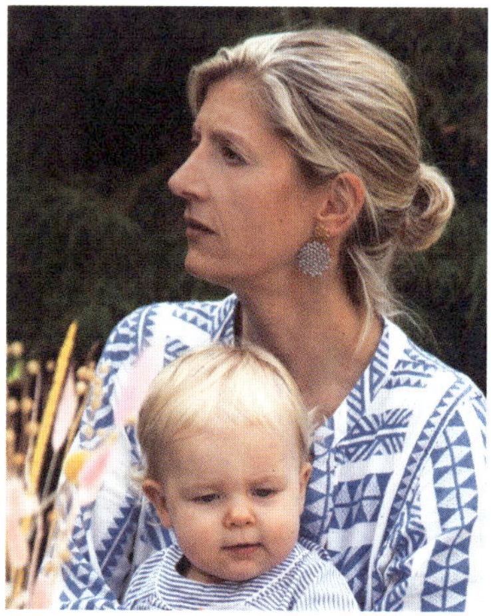

FRANZISKA FLEISCH

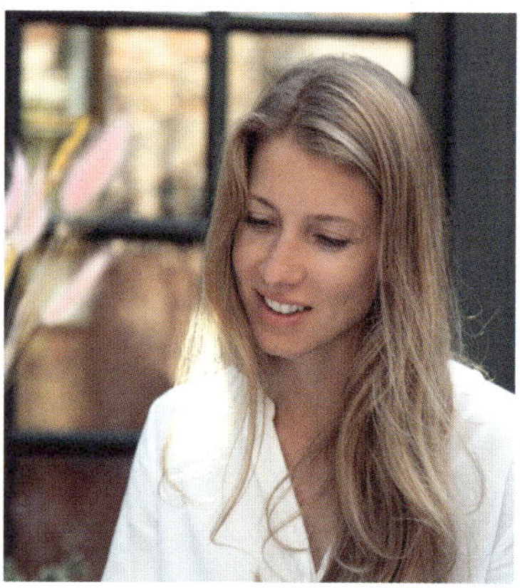

ANNIKA KIRNER

FRANZISKA FLEISCH

ist seit vielen Jahren als Hebamme, Ernährungs- und Schlafcoach in Düsseldorf tätig. Sie ist ausgebildete Erzieherin und Mutter von 2 Kindern. Neben der Arbeit in der praktischen Geburtshilfe ermöglicht sie als freiberufliche Hebamme Familien, den Start mit Baby so harmonisch wie möglich zu machen. Als Hebamme kümmert sie sich dabei nicht nur um medizinische Fragen, sondern unterstützt die Familien insbesondere auch bei den großen Stressthemen der ersten Monate: Essen und Schlafen.
Dieses Buch gibt wieder, was Franziska den Eltern auch in ihren Beikostberatungen vermittelt. Mit der richtigen Dosis und einem guten Timing kann man dem Erfolg auf die Sprünge helfen.

NINJA BENDER

ist Architektin und lebt mit ihrem Mann, ihren zwei Töchtern und ihren zwei Bonussöhnen am Rande Düsseldorfs. Die kleine Großfamilie bekocht sie leidenschaftlich gerne mit Gemüse aus eigener Ernte. Als bei ihrer ersten Tochter die Beikosteinführung dank Franziskas Plan ganz ohne Probleme klappte, entstand die Idee, diesen Beikostplan zu verschriftlichen, auch wenn Architekten sonst ja eher zeichnen, als Texte zu schreiben.

ANNIKA KIRNER

wohnt mit ihrem Mann und ihren beiden Kindern in Düsseldorf. Sie ist selbständige Designerin und Professorin für Mediendesign. Schon als Kind hatte sie Spaß daran, Bücher zu schreiben und zu illustrieren. Die Konzeption und Gestaltung von Printbüchern ist neben der Fotografie immer noch ihre große Leidenschaft.
Seit der Geburt ihres Sohnes beschäftigt sie sich intensiv mit dem Thema gesunde und nährstoffreiche Ernährung und war so schnell von der Idee dieses Buches zu begeistern.

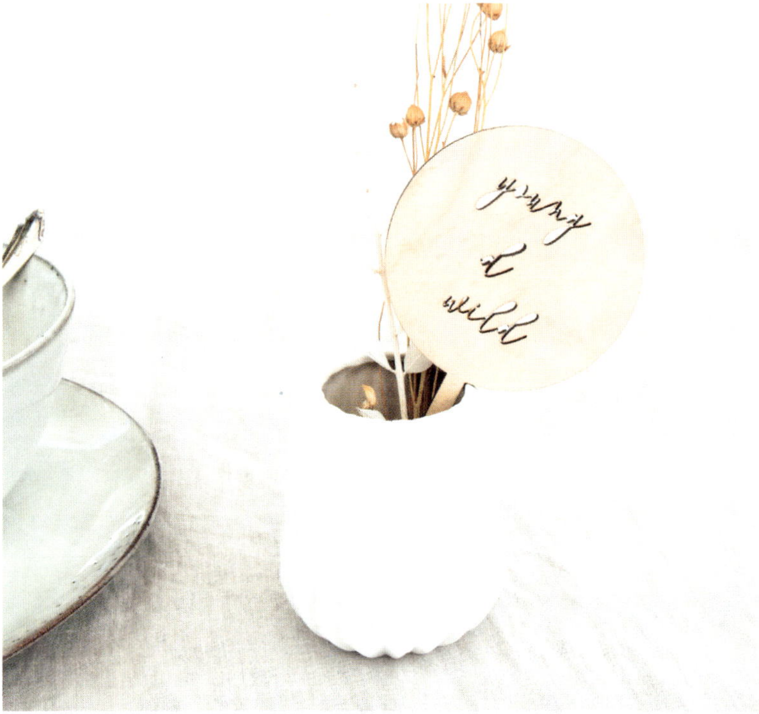

WIE IST DIESES BUCH GEDACHT?

Zusätzlich zu dem Buch, das du in den Händen hälst, haben wir dir einen Übersichtsplan gestaltet, den du dir ganz einfach auf **www.diekleineloeffelei.de** herunterladen und dann beispielsweise am Kühlschrank aufhängen kannst. Trage hier vorher dein Startdatum und alle weiteren Daten ein. So kannst du immer auf einen Blick sehen, wann es an der Zeit ist, den nächsten Brei einzuführen. Am Ende des Buches haben wir ein paar Seiten leer gelassen, auf denen du noch weitere Rezepte notieren kannst.

Unser Buch enthält bewusst nur jeweils ein Winter- und ein Sommerrezept pro Breimahlzeit, um das Buch kurz, knapp und übersichtlich zu halten, sodass dir keine wichtigen Informationen entgehen. Alle Rezepte wurden von uns mit Dampfgareinsatz im Kochtopf gekocht. Je nach Zubereitungsart können die Mengenangaben leicht variieren.
Wir empfehlen im ersten Lebensjahr auf Bio-Produkte zurückzugreifen. Unsere Rezepte sind saisonal ausgelegt, wodurch die Produkte regional erhältlich sind. Als Orientierung dienen unsere Saisonkalender.

DEIN BABY HAT EINEN ANDEREN PLAN?

Wie bei allem Neuen läuft nicht immer alles nach Plan. Unsere Babys und ihre Geschmäcke sind unterschiedlich und wahrscheinlich wirst du mit keinem Baby den Beikostplan eins zu eins umsetzen können. Sieh unseren Plan als Leitfaden, nicht als strenges Gerüst und gehe mit Freude an den Beikoststart heran. Essen soll Spaß machen, auch deinem Baby. Bleib geduldig, wenn ihr an der einen Stelle etwas langsamer seid. Du hast das Gefühl, dass dein Baby noch absolut nicht so weit ist, nachdem du ihm Brei angeboten hast? Dann warte lieber noch eine Woche. Nimmt es ein paar Löffel und spuckt dir den Rest entgegen, dann bleibe ruhig dabei und biete ihm jeden Tag wieder etwas an. Dein Baby muss sich an die neue Situation langsam gewöhnen. Ist dein Baby ganz das Gegenteil und isst dir nach nur wenigen Tagen den Gemüsebrei komplett leer? Dann nimm es gelassen hin und führe ruhig die Kohlenhydrate früher ein. Vielleicht machst du noch ganz andere Erfahrungen. Dann wirst du sicherlich einen guten Weg finden, den Plan auf eure Bedürfnisse hin abzuwandeln.

DER START
ODER WANN LEGE ICH LOS?

In den ersten Monaten hat dein Baby ausschließlich Milch zu sich genommen, ob nun Muttermilch oder eine Muttermilch-Alternative. Doch wann ist der richtige Zeitpunkt, mit der Beikost zu beginnen? Jedes Baby entwickelt sich individuell, die folgende Checkliste gibt dir eine grobe Orientierung:

- Dein Baby ist ungefähr 22 Wochen alt. Ab der 22. Woche lässt der Saugreflex der Babys nach, der Schluckreflex funktioniert und die Nahrung kann vom weichen zum harten Gaumen transportiert und schließlich geschluckt werden. Kinderärzte und FKE* empfehlen den Beikoststart abhängig vom individuellen Entwicklungsstand des Kindes zwischen dem fünften und siebten Lebensmonat, denn dann reicht die Nährstoffzufuhr alleine durch die Milchmahlzeit oft nicht mehr aus.

- Dein Baby zeigt Interesse am Essen und schaut z.B. der Gabel hinterher, wenn du etwas isst.

- Die Schlafphasen deines Babys werden kürzer oder das Baby wacht nachts häufiger auf.

Der Brei ist etwas völlig Neues für dein Baby. Daher wird es beim ersten Mal sicherlich den Brei aus dem Mund schieben und dann nicht mehr als zwei bis drei Löffel zu sich nehmen. Hast du jedoch das Gefühl, dass es gar nicht funktioniert und dein Baby nimmt überhaupt keinen Brei zu sich bzw. spuckt alles wieder aus, dann warte lieber noch eine Woche ab.

* Forschungsdepartment Kinderernährung: www.fke-do.de

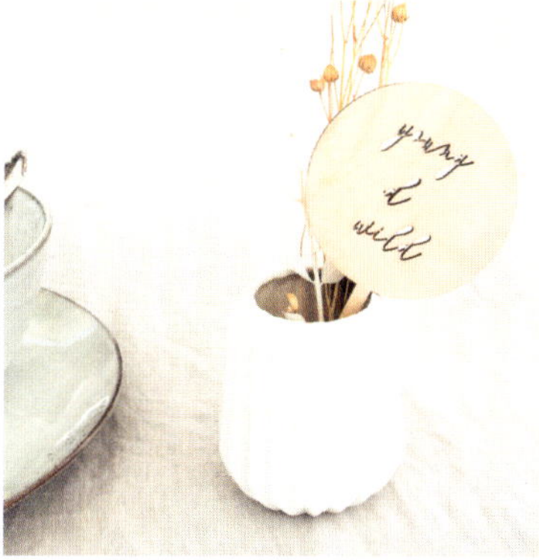

SCHLAFPHASEN KÜRZER

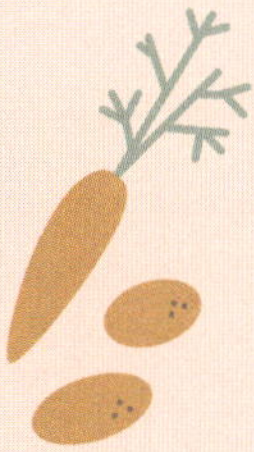

INTERESSE AM ESSEN

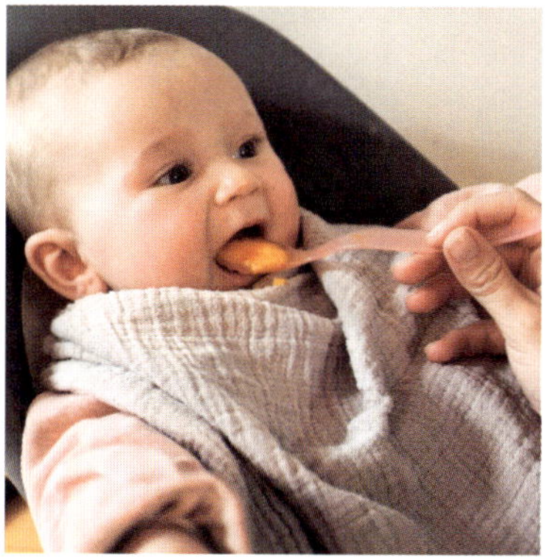

ZWISCHEN FÜNF UND SIEBEN MONATE ALT

BREIZEITEN

Spätestens mit der Einführung des Breis ist es ratsam, dein Baby immer zu den gleichen Zeiten zu füttern und so eine Tagesstruktur mit festen Esszeiten einzuführen. So kann dein Baby einen Rhythmus entwickeln, der ihm Sicherheit gibt. Jede Familie und jedes Baby ist unterschiedlich, deshalb sind die angegebenen Zeiten Richtlinien für eine einfache Tagesstruktur.

MORGENBREI
z.B. 8 Uhr

DER MORGENBREI

Die ideale Startzeit für den Morgenbrei ist um 8 Uhr. Ist dein Baby daran gewöhnt, früher zu trinken, kann zum Übergang die Zeit noch mit einer kleinen Milchmahlzeit gestreckt werden.

DER MITTAGSBREI

Die meisten Babys sind früh wieder müde, deshalb ist 11:30 Uhr eine gute Uhrzeit für den Mittagsbrei.

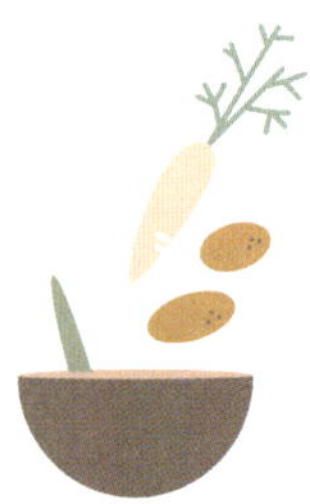

MITTAGSBREI
z.B. 11:30 Uhr

DER NACHMITTAGSBREI

Nach dem Mittagsschlaf gegen 15 Uhr/15.30 Uhr ist dein Baby wieder hungrig für den Nachmittagsbrei.

NACHMITTAGSBREI

z.B. 15 Uhr - 15:30 Uhr

ABENDBREI

z.B. 18 Uhr

DER ABENDBREI

Der Abendbrei um ca. 18 Uhr macht dein Baby satt für den Nachtschlaf.

Dadurch liegen zwischen jeder Breimahlzeit 3 - 3,5 Stunden Verdauungspause. Hat dein Baby andere Zeiten, so findest du bestimmt einen eigenen Rhythmus, der zu eurem Familienalltag passt.

BREI SELBER KOCHEN

Auch wenn es diverse Fertigbreie für Babys gibt, ist die gesündeste und nährstoffreichste Variante immer noch der selbst gekochte Brei. Natürlich musst du dazu nicht jeden Tag frisch kochen. Du kannst die verschiedenen Breie wunderbar vorkochen und portionsweise einfrieren. Die gefrorenen Breie sind 2-3 Monate haltbar. Sobald ein Brei aufgetaut ist, sollte er je nach Zutaten innerhalb von 12-24 Stunden verzehrt werden.
Kurz vor der Mittagszeit taust du dann jeweils eine Portion binnen weniger Minuten auf. Bitte achte darauf, dass der Brei nur lauwarm und nicht zu heiß für dein Baby ist.

MATERIALIEN – WAS BENÖTIGE ICH?

FÜR DIE ZUBEREITUNG:

- Dampfgarer oder Dampfgareinsatz für den Topf und einen Pürierstab oder
- einen Babynahrungszubereiter,
- eine Küchenmaschine mit Dampfgar- und Pürierfunktion

Am einfachsten lassen sich die Breie im Babynahrungszubereiter oder der Küchenmaschine dünsten und anschließend direkt pürieren. Solltest du das Gemüse im Topf dampfgaren, muss beim Pürieren immer so viel von dem Dampfgarwasser hinzugefügt werden, bis die gewünschte Konsistenz erreicht ist.

FÜR DIE AUFBEWAHRUNG:

- Aufbewahrungsbecher mit ml Angabe
- Silikon-Eiswürfelbehälter mit Deckel für die Fleisch- & Fischportionen

Durch die Milliliterangabe der Silikonformen kannst du den Brei einfach in den gewünschten Mengen portionieren. Darin frierst du dann die Gemüse-Kohlenhydratbreie ein und fügst dem Brei einfach einen gefrorenen Würfel Fleisch oder Fisch hinzu. Dies entspricht der empfohlenen Menge Fleisch oder Fisch pro Breiportion.

ZUM FÜTTERN:

- Lätzchen mit Ärmeln
- Löffel mit Flexispitze, kein Hartplastik
- Trinkbecher mit weichem Schnabelaufsatz

Am einfachsten gelingt der Beikoststart zuhause, da es hier am wenigsten Ablenkung gibt. Platziere dein Baby hierzu am besten auf deinem Schoß. Bereite dir auch eine Kleinigkeit zu. So kann dein Baby dich essen sehen und ahmt es schneller nach.

UND WAS DÜRFEN BABYS IM ERSTEN LEBENSJAHR NICHT ESSEN?

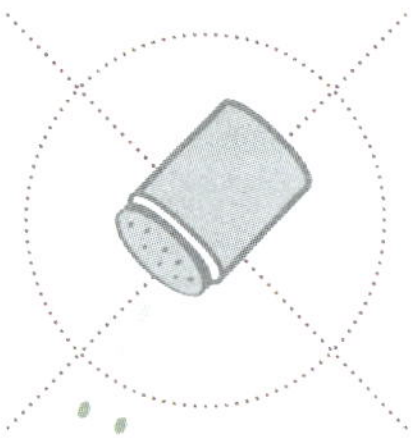

SALZ

Generell ist eine salzarme Ernährung für Kleinkinder empfehlenswert. Bei Babys überfordert das Salz die Nieren und führt zu Bluthochdruck. Wenn mit der Familienkost langsam Salz eingeführt wird, eignet sich hervorragend Kräutersalz, denn dies enthält mehr Kräuter als Salz.

ZUCKER

Gegen Zucker sprechen tatsächlich sehr viele Gründe, von denen wir hier die drei wichtigsten Gründe erwähnen. Mit der Einführung der Nahrung prägen wir den Geschmackssinn unserer Kinder. Geben wir unserem Baby in dieser frühen Phase Zucker oder Zuckeralternativen, führt dies in der Regel zu einem langfristgen Bedürfnis nach Süßem. Zudem hat Zucker einen negativen Einfluss auf die Darmflora, da er eher das Wachstum von Pilzen begünstigt und andererseits keinerlei Nährstoffe für gesundheitsfördernde Darmbakterien im Dickdarm liefert. Außerdem fördert Zucker die Kariesbildung und schädigt somit die Zähne.

HONIG UND AHORNSIRUP

Honig und Ahornsirup können Keime des Bakteriums Clostridium botulinum enthalten, die für Babys lebensgefährlich sein können.

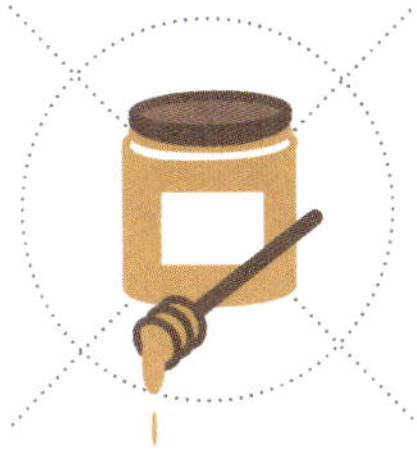

WEISSMEHL

Weißmehl besteht zu einem großen Teil aus Kohlenhydraten, die schnell in Zucker umgewandelt werden. Nach dem Essen steigt der Blutzuckerspiegel und dein Baby hat schnell wieder Hunger.
Zudem enthält Weißmehl nur das Innere des Getreidekornes. Die Schale (Keim und Rand) wurde entfernt, die jedoch die meisten Ballaststoffe, Vitamine und Mineralien enthält.

UND WAS DÜRFEN BABYS **IM ERSTEN LEBENSJAHR** NICHT ESSEN?

NÜSSE

Nüsse können aufgrund ihrer Größe zum Ersticken deines Babys führen.
Da Nüsse wichtige Nährstofflieferanten sind, sollten sie in gemahlener Form oder als Nussmus mit auf den Speiseplan. Bitte kläre aber vorher eine mögliche Nussallergie mit deinem Kinderarzt/ deiner Kinderärztin ab.

KUHMILCH TRINKEN

Ab dem vollendeten siebten Lebensmonat rührst du den Getreidebrei deines Babys mit Kuhmilch an, um es mit ausreichend Kalzium zu versorgen. Zusätzlich zu dieser Menge an Milch sollte dein Baby keine weitere Kuhmilch zu sich nehmen, vor allem nicht als reines Getränk. Denn Kuhmilch hat im Vergleich zu Muttermilch oder Pre-Milch zu viel Eiweiß und zu wenig Jod und Eisen. Zudem hemmt sie auch die Eisenaufnahme.

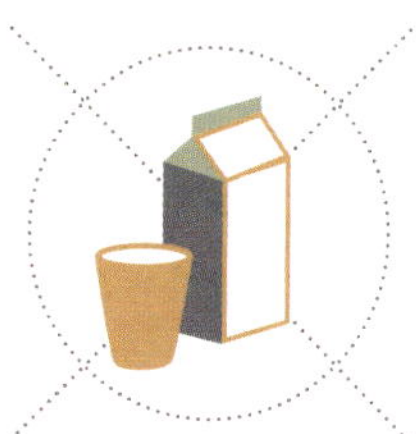

BEIKOSTPLAN

Lade dir deinen Beikostplan unter **www.diekleineloeffelei.de** herunter.

START WOCHE 1

MITTAGSBREI

Der reine Gemüsebrei

Seite 27

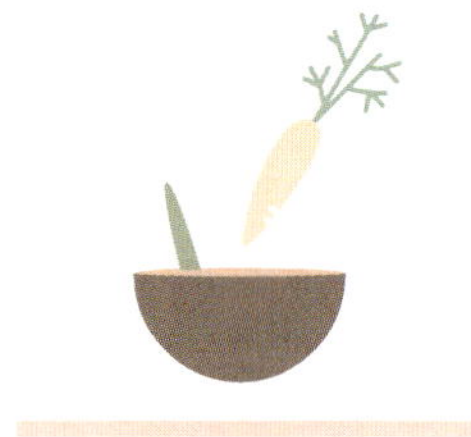

WOCHE 3-4

MITTAGSBREI

Der Gemüse-Kohlenhydrate-Brei

Seite 39

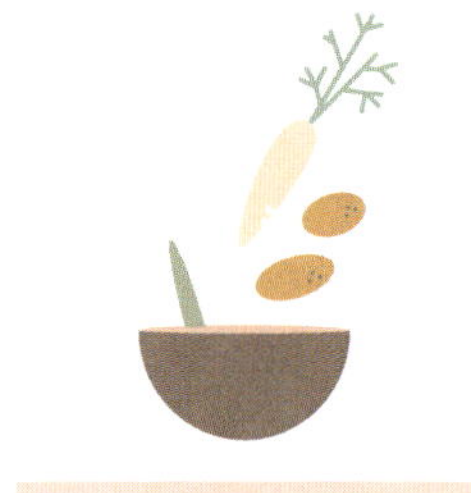

WOCHE 4

Abendbrei

Milch-Getreidebrei mit Mandelmus

Seite 51

WOCHE 6

MITTAGSBREI

Gemüse + Kohlenhydrate + Fleisch

Seite 61

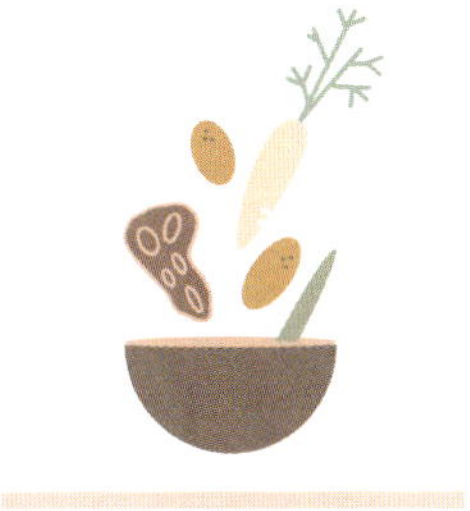

WOCHE 8

MITTAGSBREI

Gemüse + Kohlenhydrate + Fisch

Seite 71

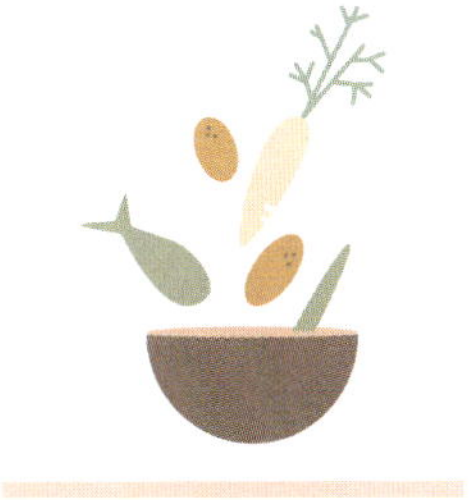

WOCHE 8

MORGENBREI

Milch-Getreidebrei mit Obst

Seite 81

WOCHE 12

NACHMITTAGSBREI

Obst-Getreidebrei

Seite 95

WOCHE 1

MITTAGSBREI

MITTAGSBREI

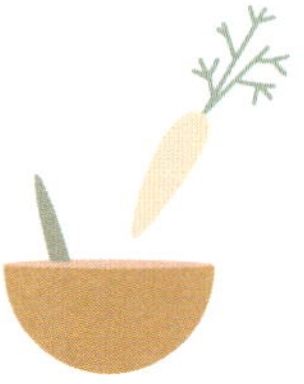

START WOCHE 1
DER REINE GEMÜSEBREI

Wir starten die Beikost mit dem Mittagsbrei, welcher zu Anfang ein reiner Gemüsebrei ist. Hierzu eignet sich am besten ein Kürbisbrei, weil der Kürbis ein nussig süßes Aroma besitzt, das die Babys gerne mögen. Sollte der Kürbis gerade nicht regional erhältlich sein, kann man auch mit Pastinake starten. Die ersten 2-3 Wochen geben wir nur Kürbis bzw. Pastinake und wechseln das Gemüse nicht, um Geschmacksverwirrung zu vermeiden. Zunächst starten wir mit ein paar Löffeln und steigern uns dann von Tag zu Tag.

MENGEN:
Ziel sind 200-250g Mittagsbrei. Zu Beginn wird das Baby natürlich viel weniger Brei essen. Nimmt es weniger als 125g auf, wird direkt im Anschluss nachgestillt oder mit Pre-Milch nachgefüttert. Nimmt es mehr als 125g Brei auf und zeigt keine Hungerzeichen mehr, ist die Mahlzeit ersetzt.

UHRZEIT:
Eine gute Uhrzeit für den Mittagsbrei ist 11:30 Uhr, später sind die meisten Babys zu müde.

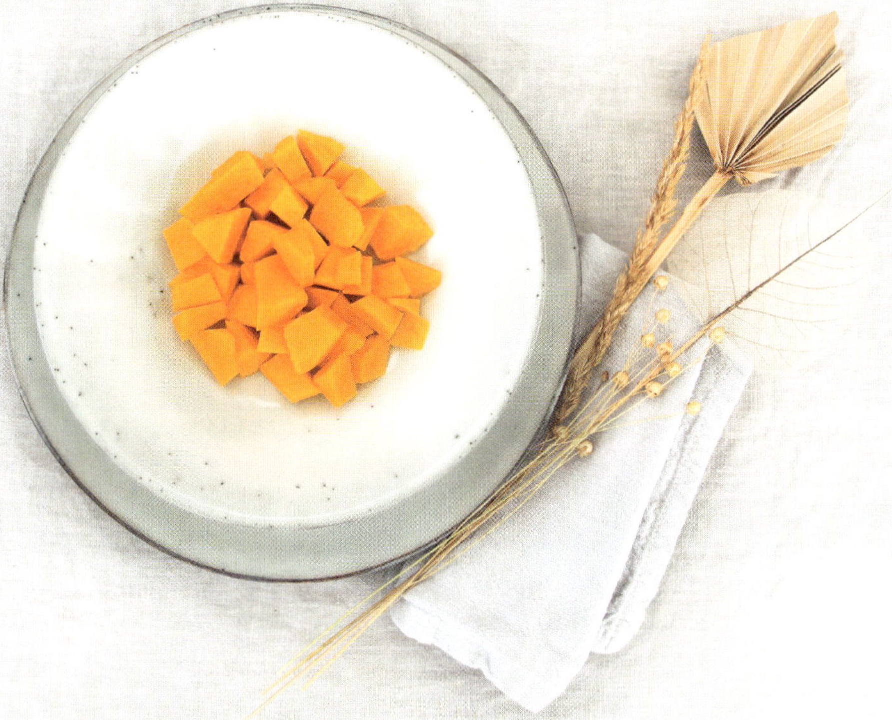

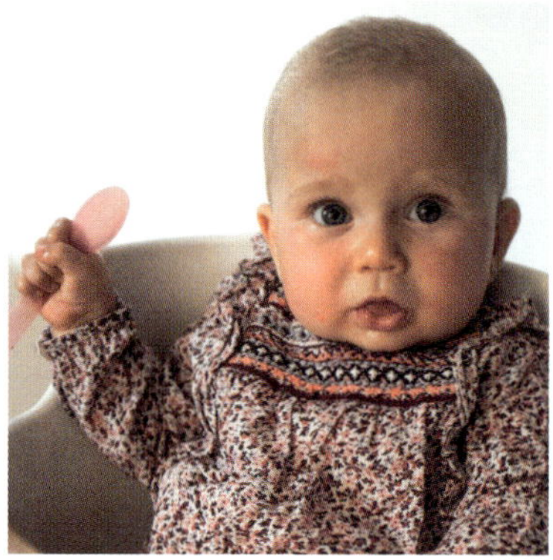

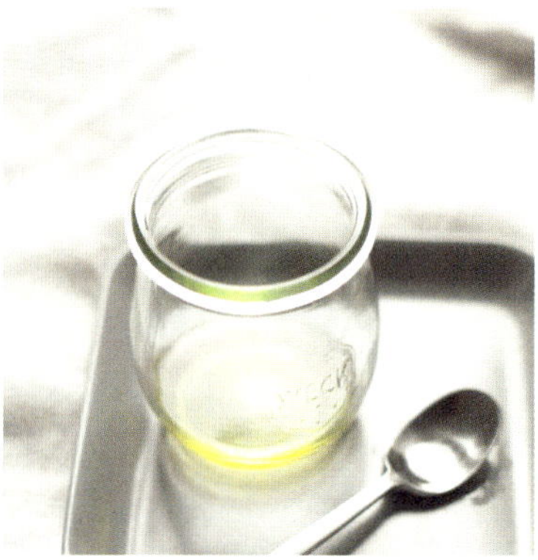

UNTER 125G BREI
EIN TEELÖFFEL ÖL

ÜBER 125G BREI
EIN ESSLÖFFEL ÖL

WARUM FÜGE ICH DER BEIKOST ÖL HINZU UND WIE VIEL MUSS ES SEIN?

Durch das Öl in der Beikost können die fettlöslichen Vitamine A, D, E und K aufgenommen werden, da sich diese Nährstoffe nur durch die Zugabe von Fett aus den Pflanzenzellen lösen und vom Körper aufgenommen werden können. Zudem wird dein Baby aber auch über das Öl mit Vitaminen und ungesättigten Fettsäuren versorgt. Wir empfehlen zum Start Bio Rapsöl. Bitte füge das Öl immer erst vor dem Verzehr hinzu und friere es nicht mit ein, da es ansonsten nach dem Auftauen ranzig schmeckt.

// EINFACHE REGEL:

Bei einer Breimenge unter 125g fügen wir einen Teelöffel Öl hinzu, bei einer Breimenge über 125g einen Esslöffel Öl.

ÖLMENGE

REZEPT

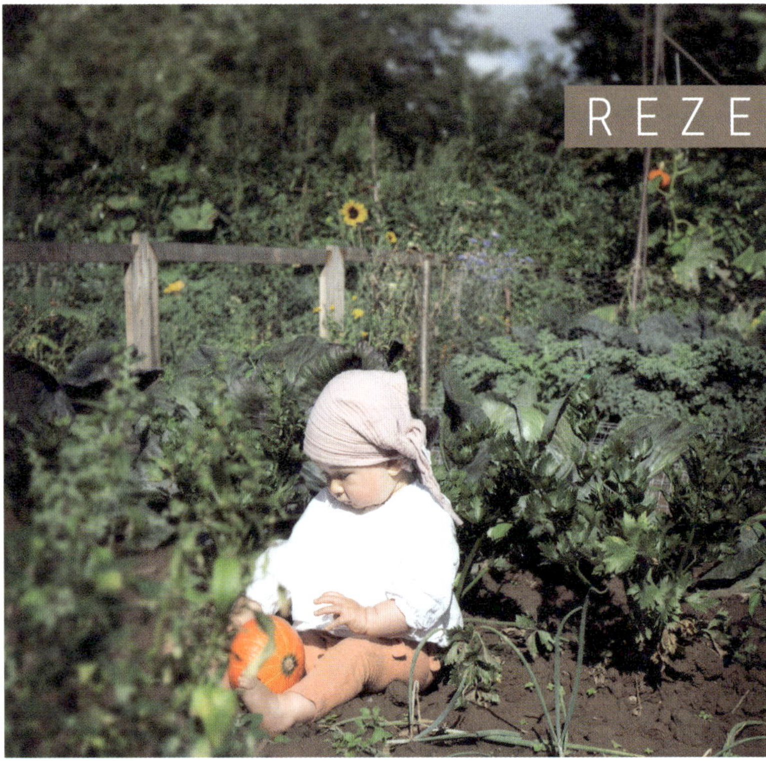

KÜRBIS

Kürbis ist ein faserarmes Wintergemüse und bis Ende Januar lagerfähig. Daher eignet er sich mit seinem süßlich nussigen Geschmack ideal für den Beikoststart im Winter. Für die Zubereitung des Gemüsebreis bieten sich vor allem Butternut- und Hokkaidokürbis an. Alle Sorten müssen jedoch geschält werden, da die Babys die Kürbisschale noch nicht verdauen können.

WINTERREZEPT
KÜRBISBREI

ZUTATEN:

// 1 PORTION CA. 125G BREI:

120g Kürbis
ca. 3 EL Wasser
1 EL Bio Rapsöl

ZUTATEN:

// 7 PORTIONEN CA. 125G BREI ZUM EINFRIEREN:

850g Kürbis
ca. 100 ml Wasser

ZUBEREITUNG:

1. Den Kürbis schälen, das Kerngehäuse entfernen und das Fruchtfleisch würfeln.
2. Die Kürbiswürfel ca. 20 min dünsten.
3. Die gedünsteten Kürbiswürfel mit etwas Kochwasser pürieren, bis die gewünschte Sämigkeit erreicht ist. Bei Bedarf kann mehr Kochwasser verwendet werden.
4. Jetzt kannst du den Brei portionsweise einfrieren.
5. Vor dem Verzehr das Bio Rapsöl hinzufügen.
   // Achtung: Bitte füge das Öl immer erst vor dem Verzehr hinzu und friere es nicht mit ein.

PASTINAKEN

Pastinaken sind im Gegensatz zu Kürbis auch im Sommer in Bio-Qualität erhältlich. Daher eignen sie sich mit ihrem würzig-süßlichen Geschmack ideal für den Beikoststart in dieser Jahreszeit.

REZEPT

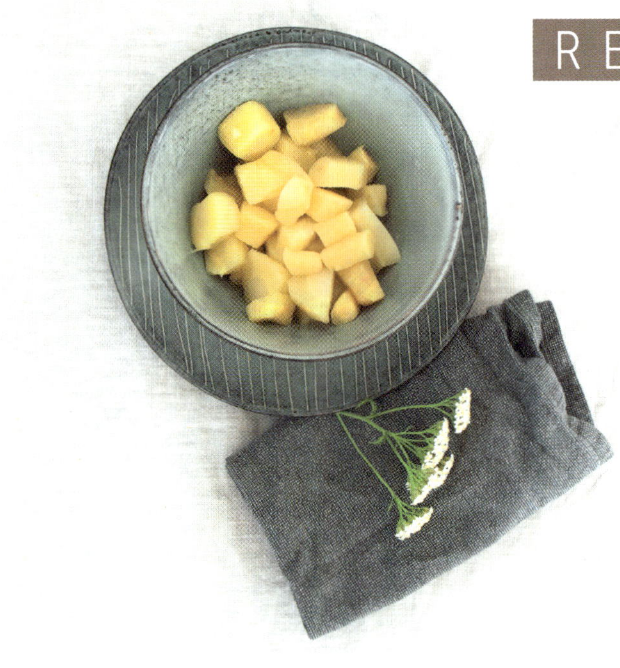

Sicherlich hast du gemerkt, dass die Rezepte eigentlich völlig gleich sind, sich lediglich das Grundgemüse geändert hat. Und so verhält es sich auch mit allen anderen Gemüsen aus unserer Gemüseübersicht (Seite 36/37). Du musst lediglich die Garzeit und die Menge des Wassers je nach Gemüse anpassen.

SOMMERREZEPT
PASTINAKENBREI

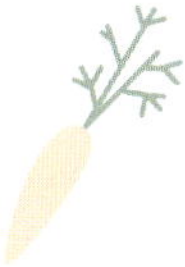

ZUTATEN:

// 1 PORTION CA. 125G BREI:

120g Pastinake

ca. 3 EL Wasser

1 EL Bio Rapsöl

ZUTATEN:

// 7 PORTIONEN CA.125G BREI ZUM EINFRIEREN:

850g Pastinaken

ca. 100 ml Wasser

ZUBEREITUNG:

1. Die Pastinake schälen und würfeln.
2. Die Pastinakenwürfel ca. 10 min dünsten.
3. Die gedünsteten Pastinakenwürfel mit etwas Kochwasser pürieren, bis die gewünschte Sämigkeit erreicht ist. Bei Bedarf kann mehr Kochwasser verwendet werden.
4. Jetzt kannst du den Brei portionsweise einfrieren.
5. Vor dem Verzehr das Bio Rapsöl hinzufügen.
   // Achtung: Bitte füge das Öl immer erst vor dem Verzehr hinzu und friere es nicht mit ein.

SAISONKALENDER GEMÜSE (HEIMISCHE SORTEN)

Um möglichst frisches und regionales Gemüse für die Zubereitung des Breis zu verwenden, macht es Sinn, sich an der saisonalen Gemüsevielfalt zu bedienen. Im Sommer gibt es zahlreiche Gemüsesorten, doch auch der Winter hat einiges zu bieten.
Im Folgenden findest du eine Übersicht der zum Beikoststart geeigneten Gemüsesorten und deren Saison. Gemüse mit fester/harter Schale, sowie blähende Gemüsesorten eignen sich zum Start noch nicht.

Da im Winter die Auswahl nicht so groß ist, kann auch auf Bio Gemüse aus nicht heimischem Anbau zurückgegriffen werden, damit dein Baby eine möglichst große Vielfalt an Geschmacksrichtungen kennenlernt.

*// ACHTUNG:

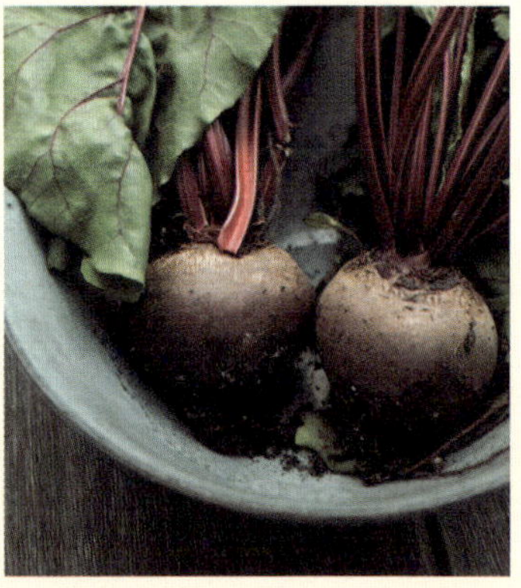

Spinat, Mangold, Fenchel und rote Beete sind stark nitrathaltige Gemüsesorten.
In seltenen Fällen kann die Aufnahme von zu viel Nitrat bei Babys zu einer Krankheit namens Blausucht führen. Sie wird durch Sauerstoffmangel im Blut ausgelöst.
Das Kind leidet dann unter Atemnot, die Lippen und die Haut färben sich blau-rot.
Daher sollte stark nitrathaltiges Gemüse nie allein, sondern immer im Verhältnis 1:1 mit anderen Gemüsesorten gemischt gefüttert werden.
Bitte bereite Breie mit nitrathaltigem Gemüse immer frisch zu und füttere sie nur 2x pro Woche. Verwende außerdem Gemüse in Bioqualität, da hier der Nitratgehalt geringer ist.

ab dem 5. Monat

	Jan	Feb	März	Apr	Mai	Juni	Juli	Aug	Sept	Okt	Nov	Dez
Kürbis	🟤	🟤						🟢	🟢	🟢	🟢	🟤
Pastinake	🟢	🟢	🟢	🟤	🟤	🟤	🟤	🟤	🟢	🟢	🟢	🟢
Zucchini						🟢	🟢	🟢	🟢	🟢		
Steckrübe	🟤	🟤	🟤						🟢	🟢	🟢	🟢
Karotte	🟤	🟤	🟤	🟤	🟤	🟢	🟢	🟢	🟢	🟢	🟤	🟤
Süßkartoffel									🟢	🟢		
Gemüsegurke					🟢	🟢	🟢	🟢	🟢	🟢		

ab dem 7. Monat

	Jan	Feb	März	Apr	Mai	Juni	Juli	Aug	Sept	Okt	Nov	Dez
Mairübchen					🟢	🟢						
Brokkoli						🟢	🟢	🟢	🟢	🟢		
Blumenkohl					🟢	🟢	🟢	🟢	🟢	🟢		
Kohlrabi					🟢	🟢	🟢	🟢	🟢	🟢		
Fenchel*						🟢	🟢	🟢	🟢	🟢	🟢	
Knollensellerie	🟤	🟤	🟤					🟢	🟢	🟢	🟢	🟢

ab dem 9. Monat

	Jan	Feb	März	Apr	Mai	Juni	Juli	Aug	Sept	Okt	Nov	Dez
Mangold*					🟢	🟢	🟢	🟢	🟢	🟢		
Spinat*			🟢	🟢	🟢			🟢	🟢	🟢		
Rote Beete*	🟤	🟤	🟤	🟤			🟢	🟢	🟢	🟢	🟢	🟤

🟢 Dieses Gemüse ist in diesem Monat frisch aus heimischem Anbau verfügbar.

🟤 Dieses Gemüse ist in diesem Monat als Lagerware aus heimischem Anbau verfügbar.

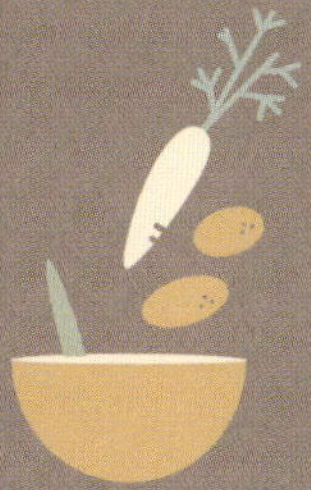

WOCHE 3-4

MITTAGSBREI

Der Gemüse-Kohlenhydratebrei

Winterrezept Sellerie-Möhre-Kartoffel

Sommerrezept Zucchini-Kohlrabi-Kartoffel

Übersicht Kohlenhydrate

Kräuterübersicht

MITTAGSBREI

WOCHE 3-4

DER GEMÜSE-KOHLENHYDRATEBREI

Je nachdem, wie schnell dein Baby mehr als 125g Gemüsebrei zu sich nimmt, starten wir nach zwei bis drei Wochen mit dem Gemüse-Kohlenhydrate-Brei. Denn erst die Kohlenhydrate machen dein Baby richtig satt. Kohlenhydrate spielen neben Fett die wichtigste Rolle zur Deckung des Energiebedarfs. Zur Einführung beginnen wir mit Kartoffel, die dem Kürbis im Verhältnis 2:1 hinzugefügt wird (zwei Anteile Gemüse, ein Anteil Kohlenhydrat). Wenn dein Baby den Kürbis-& Kartoffelbrei drei Tage gegessen hat, beginnst du damit, das Gemüse zu wechseln.

Jetzt kann dein Baby alle zwei Tage neue Geschmacksrichtungen probieren.
Auch Kräuter können zusätzlich untergemischt werden, um dem Brei mehr Geschmack zu verleihen.

GEMÜSE : KOHLENHYDRATE

2:1

// WOCHE 3-4

MITTAGSBREI ······ DER GEMÜSE-KOHLENHYDRATEBREI

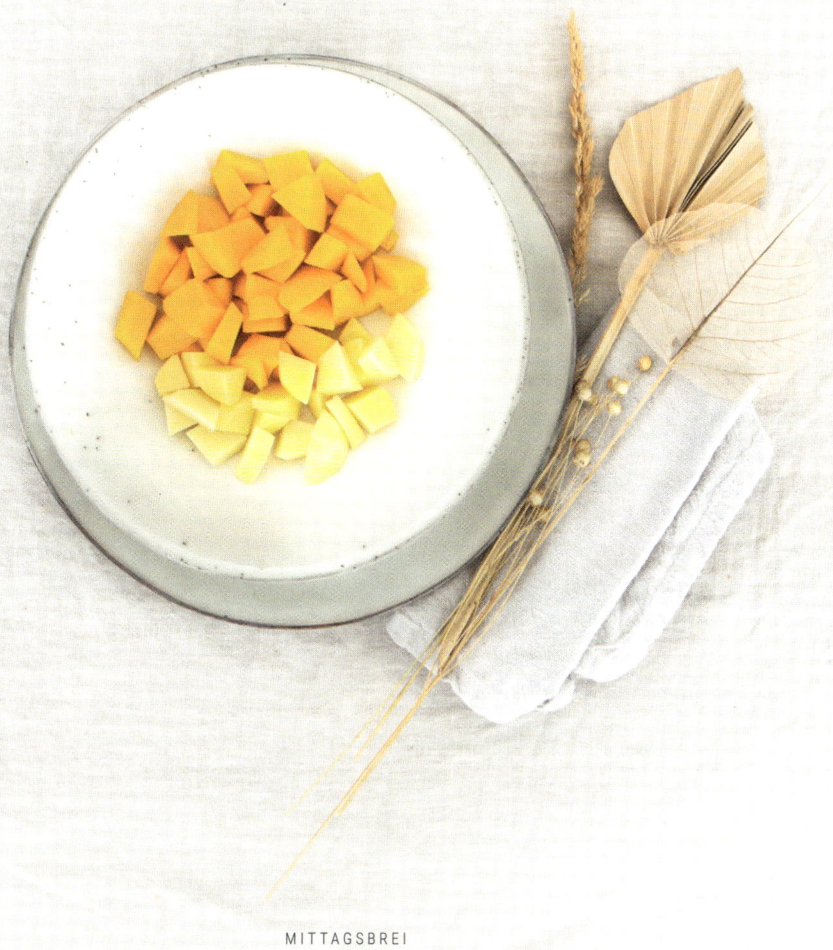

WINTERREZEPT SELLERIE-MÖHRE-KARTOFFELBREI

ZUTATEN:
// 1 PORTION
CA. 200G BREI:

50g Sellerieknolle*
100g Möhren
75g Kartoffeln
ca. 3 EL Wasser
1 EL Bio Rapsöl

ZUTATEN:
// 7 PORTIONEN CA. 200G
BREI ZUM EINFRIEREN:

350g Sellerieknolle*
600g Möhren
450g Kartoffeln
100 ml Wasser

ZUBEREITUNG:

1. Den Sellerie, die Möhren und die Kartoffeln schälen und in kleine Würfel schneiden.
2. Die Gemüsewürfel ca. 20 Minuten dünsten.
3. Die gedünsteten Gemüsewürfel mit etwas Kochwasser (ca. 5 EL) pürieren, bis die gewünschte Sämigkeit erreicht ist. Bei Bedarf kann mehr Kochwasser verwendet werden.
4. Jetzt kannst du den Brei portionsweise einfrieren.
5. Vor dem Verzehr das Bio Rapsöl hinzufügen.
   // Achtung: Bitte füge das Öl immer erst vor dem Verzehr hinzu und friere es nicht mit ein.

*Sellerie eignet sich ab dem 7.Monat, vorher einfach z.B. Süßkartoffel nehmen.

REZEPT

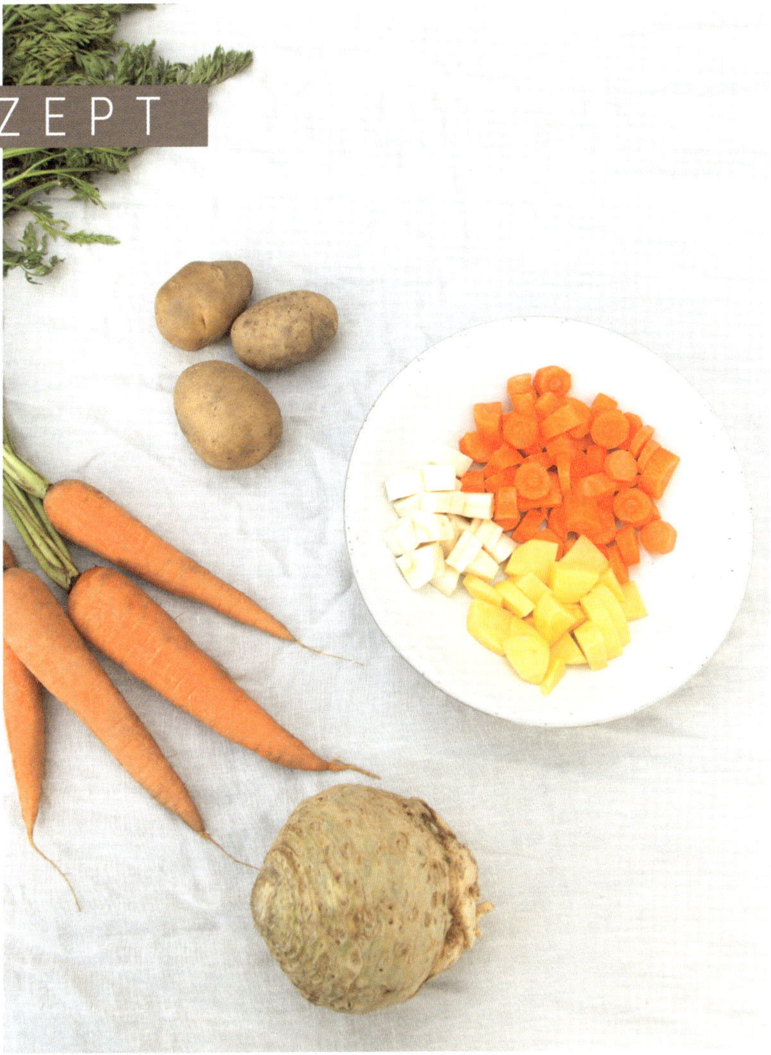

REZEPT

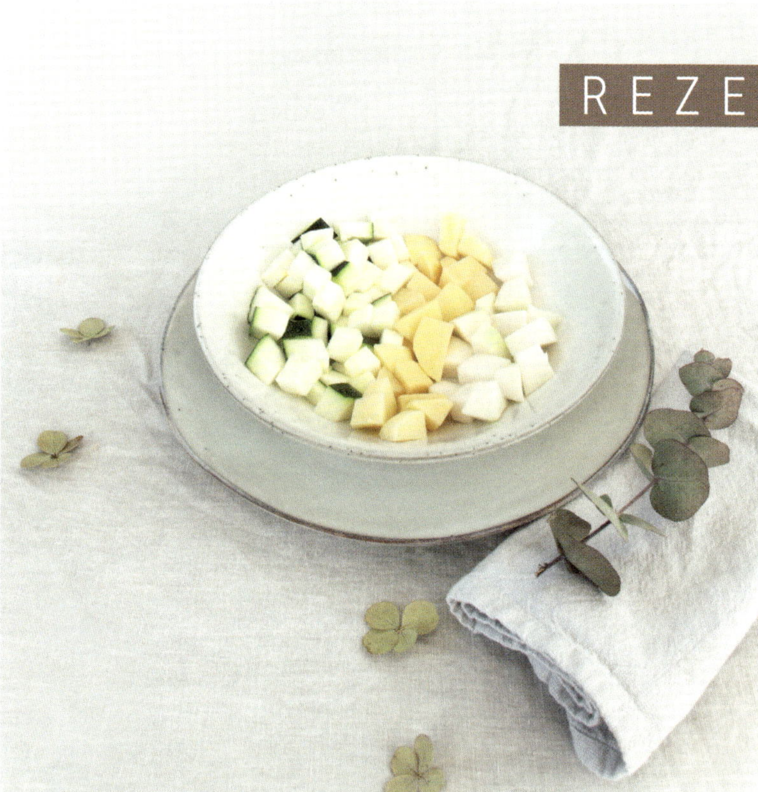

// TIPP:

Bei sehr heißen Temperaturen kannst du den Mittagsbrei auch kalt füttern. Ersetze hier z.B. den Kohlrabi durch Avocado und mixe diese unter den gedünsteten Zucchini-Kartoffelbrei. Dann kannst du auch das Öl weglassen, da die Avocado schon sehr viel Fett mitbringt. Da Avocado sehr weich ist, kannst du deinem Baby auch nach dem Brei ein paar Löffel anbieten.

SOMMERREZEPT
ZUCCHINI-KOHLRABI-KARTOFFELBREI

ZUTATEN:

// 1 PORTION CA. 200G BREI:

100g Zucchini

50g Kohlrabi*

75g Kartoffeln

Wasser nach Bedarf

1 EL Bio Rapsöl

ZUTATEN:

// 7 PORTIONEN CA. 200G BREI ZUM EINFRIEREN:

600g Zucchini

350g Kohlrabi*

450g Kartoffeln

Wasser nach Bedarf

ZUBEREITUNG:

1. Die Zucchini heiß abwaschen und in Würfel schneiden. Den Kohlrabi und die Kartoffeln schälen und beides ebenfalls in Würfel schneiden.
2. Die Gemüsewürfel ca. 15 Minuten dünsten, wobei die Zucchini erst 5 Minuten später hinzugefügt wird.
3. Die gedünsteten Gemüsewürfel mit etwas Kochwasser (ca. 5 EL) pürieren, bis die gewünschte Sämigkeit erreicht ist. Bei Bedarf kann mehr Kochwasser verwendet werden.
4. Jetzt kannst du den Brei portionsweise einfrieren.
5. Vor dem Verzehr das Bio Rapsöl hinzufügen.

   // Achtung: Bitte füge das Öl immer erst vor dem Verzehr hinzu und friere es nicht mit ein.

*Kohlrabi eignet sich ab dem 7.Monat, vorher einfach z.B. Pastinake nehmen.

ÜBERSICHT KOHLENHYDRATE

GEMÜSE/GETREIDE:

Kartoffeln

Vollkornnudeln Weizen

Vollkornnudeln Dinkel

Vollkornreis

Hirse

Couscous

Kartoffeln

PSEUDOGETREIDE:

Quinoa

Buchweizen

Amaranth

Hirse

// ACHTUNG:

Die Verwendung von Pseudogetreide in der Beikost wird kontrovers diskutiert. Solltest du beispielsweise Quinoa, Buchweizen oder Amaranth für den Babybrei verwenden wollen, kläre dies vorher unbedingt mit deinem Kinderarzt/deiner Kinderärztin oder deiner Hebamme ab.

Vollkornnudeln Weizen
Vollkornnudeln Dinkel

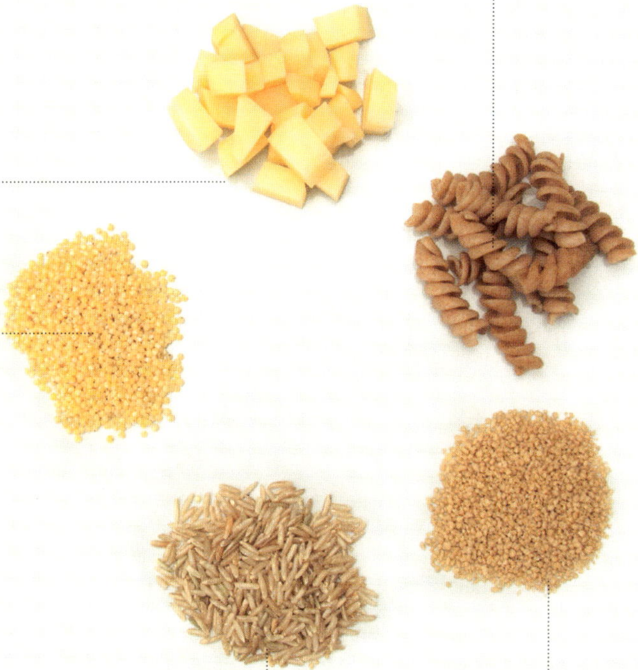

Couscous

Vollkornreis

ÜBERSICHT KRÄUTER

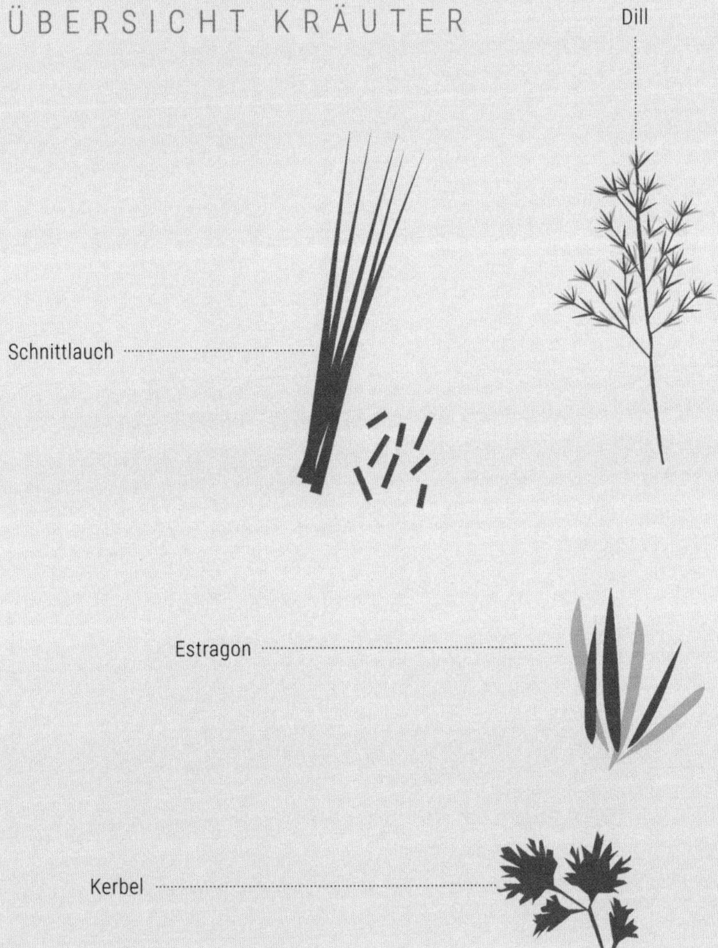

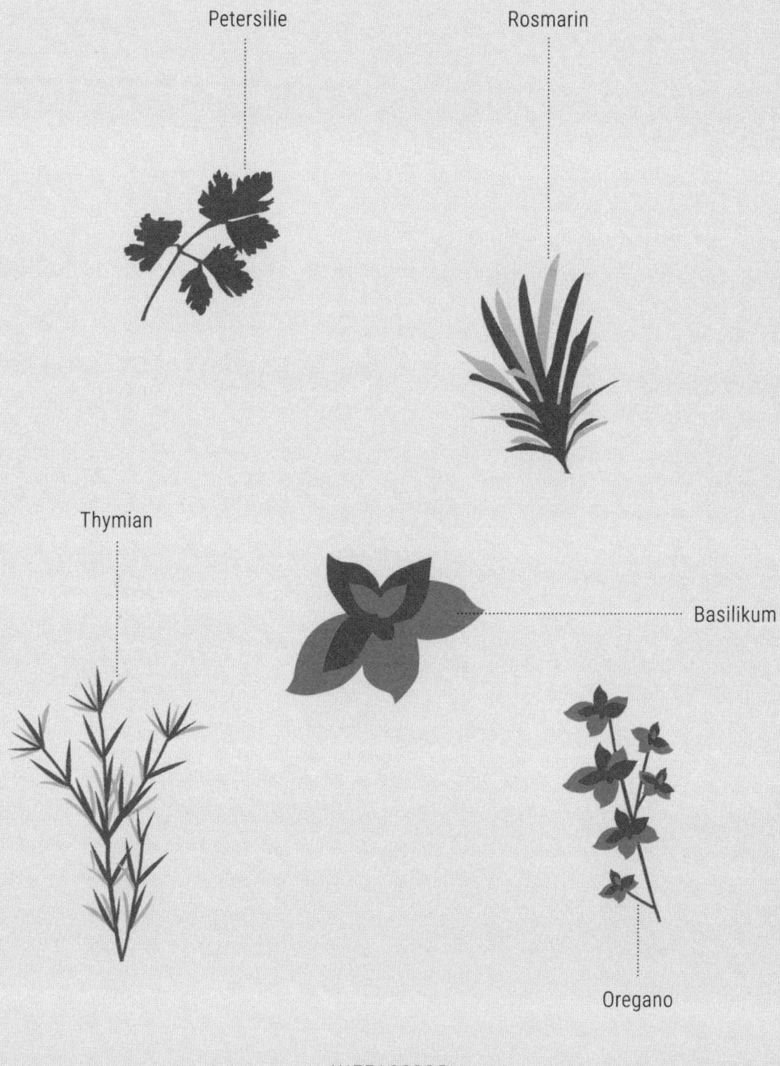
Petersilie
Rosmarin
Thymian
Basilikum
Oregano

WOCHE 4

ABENDBREI

Der Milch-Getreidebrei mit Mandelmus

Mandelmus

Rezept Hirsebrei mit Mandelmus

Darf mein Baby auch Kuhmilch trinken?

ABENDBREI

START WOCHE 4

DER MILCH-GETREIDEBREI MIT MANDELMUS

Parallel zur Einführung der Kohlenhydrate am Mittag starten wir abends mit dem Milch-Getreidebrei. Hierzu verwenden wir nie fertigen Brei, sondern rühren Instantbrei oder Getreideflocken ohne zugefügten Zucker oder Salz mit abgepumpter Muttermilch oder Pre-Milch an.
Der Abendbrei versorgt dein Baby mit Eiweiß und Kalzium. Zum Start eignet sich idealerweise Hirsebrei, da dieser zusätzlich viel Eisen enthält.
Bei weniger als 125g Brei fügen wir einen Teelöffel weißes Mandelmus hinzu, bei mehr als 125g einen Esslöfel weißes Mandelmus.
Ein Esslöffel ungesüßter Fruchtsaft oder Obstmus hilft, das Eisen aufzunehmen.

MENGEN:

Ziel sind 200-250g Abendbrei. Isst dein Baby weniger als 125g stille oder füttere Pre-Milch direkt im Anschluss nach.
Nimmt es mehr als 125g Brei auf und zeigt keine Hungerzeichen mehr, ist die Mahlzeit ersetzt. Bei Bedarf kann zum Schlafen um 19 Uhr noch gestillt werden oder eine kleine Flasche Pre-Milch gegeben werden.

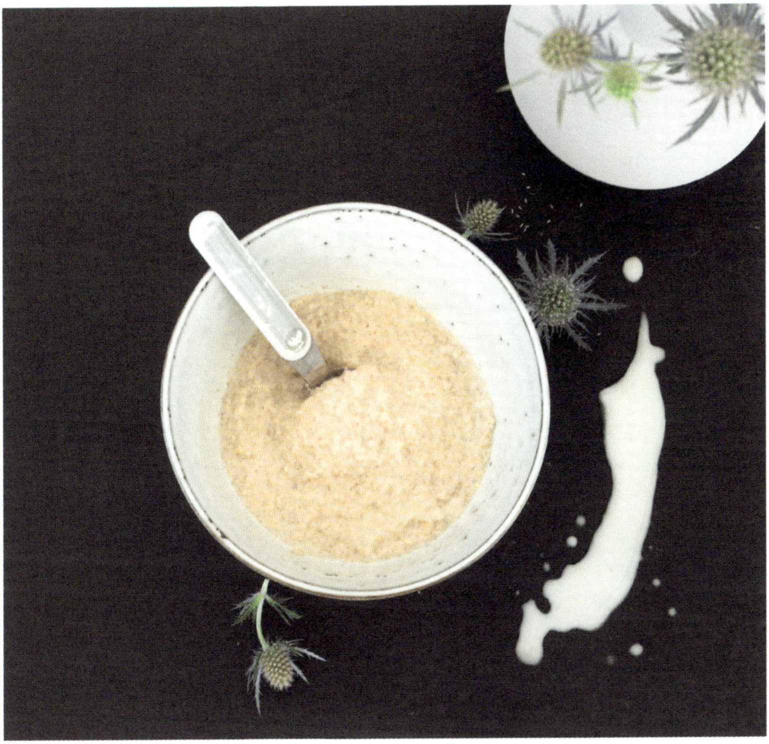

UHRZEIT:

Um deinem Baby nach dem Brei Zeit zur Verdauung zu geben, starten wir mit dem Abendbrei gegen 18 Uhr.

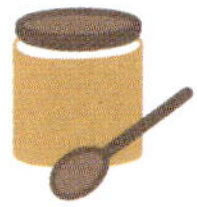

MANDELMUS

Mandelmus ist reich an Mineralien und Vitaminen wie Eiweiß, Vitamin E, den B-Vitaminen, Kalium, Magnesium, Kalzium und Eisen und somit ein idealer Zusatz für den Milch-Getreidebrei am Abend.

VIELE MINERALIEN UND VITAMINE

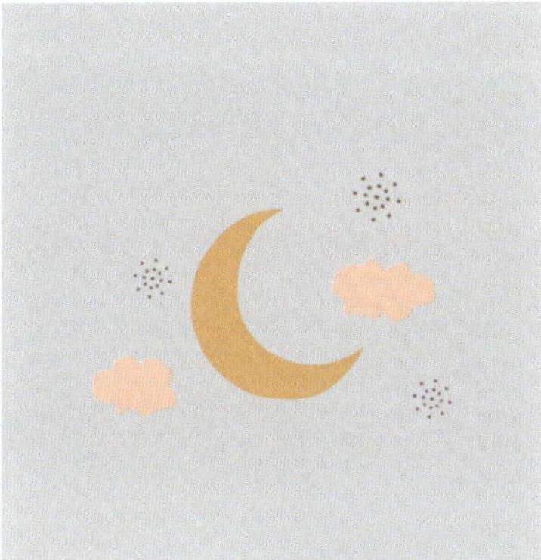

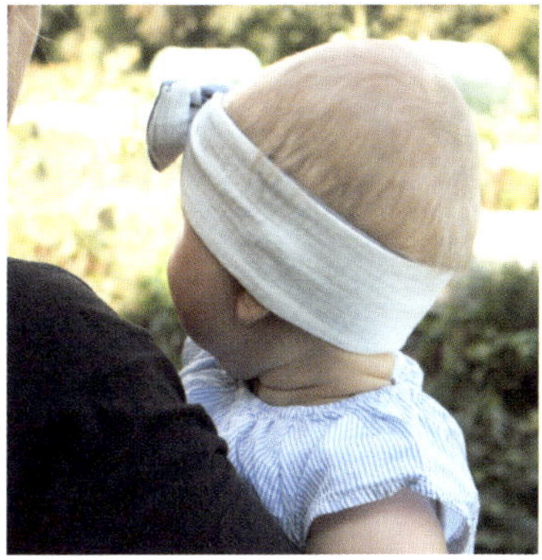

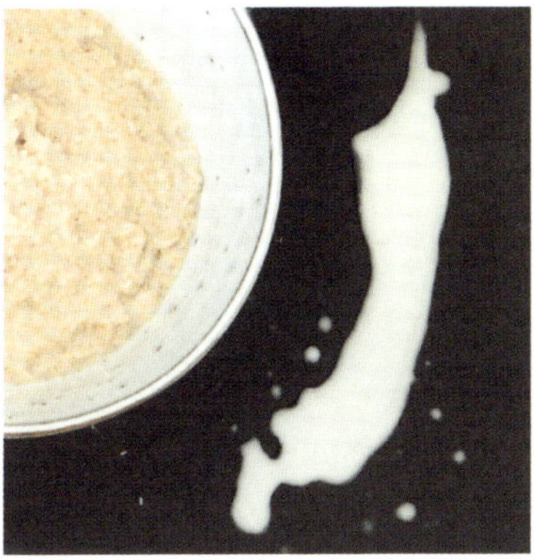

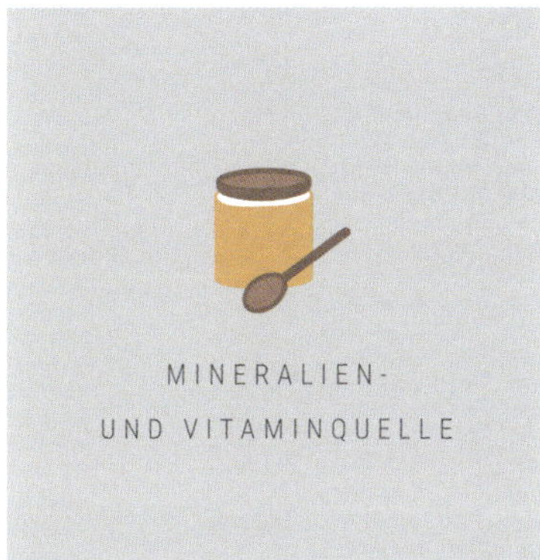
MINERALIEN-
UND VITAMINQUELLE

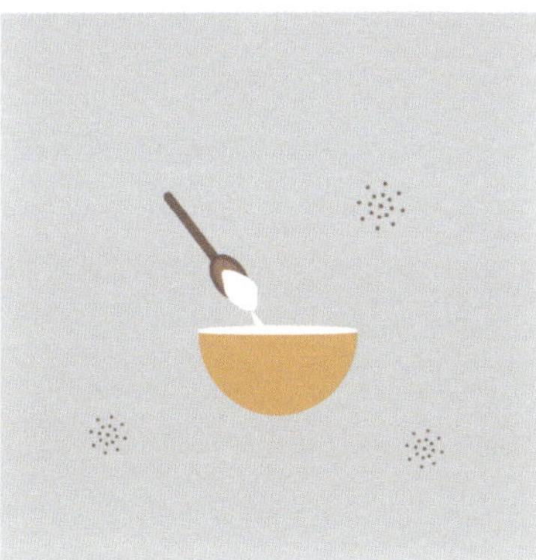

REZEPT

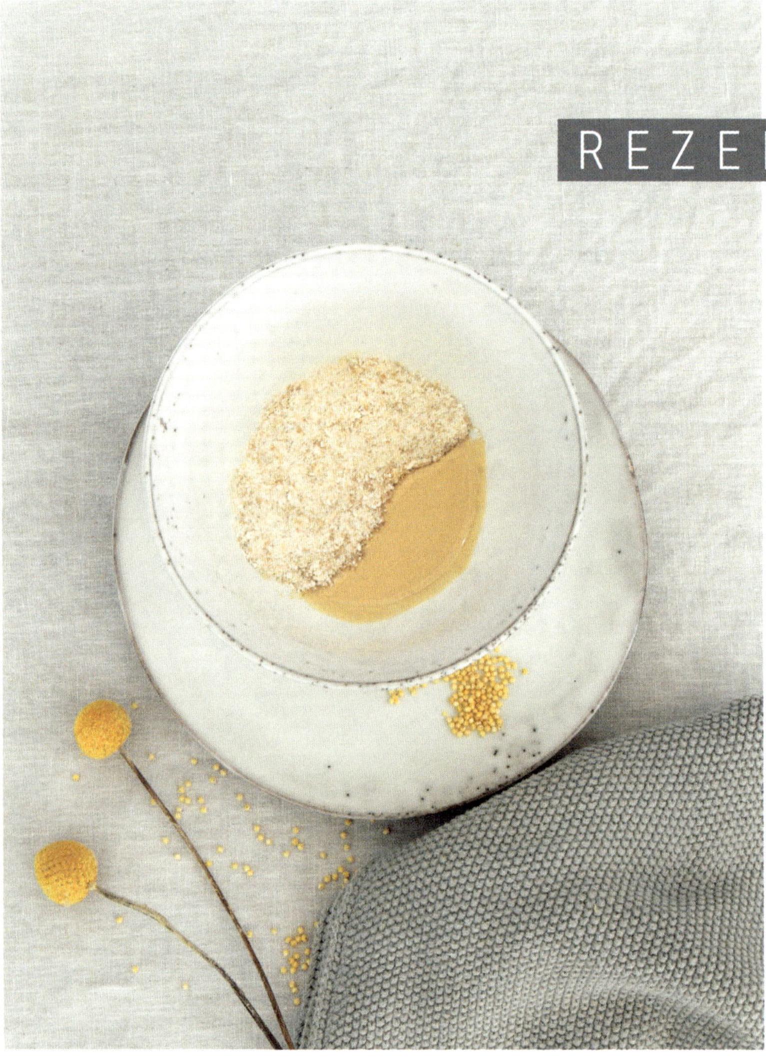

REZEPT
HIRSEBREI MIT MANDELMUS

ZUTATEN:

// 1 PORTION CA. 250G BREI:

25g Hirseflocken

100ml Wasser

100ml Muttermilch, Pre-Milch oder 3,5 - 3,8%ige Kuhmilch*

1 EL weißes Mandelmus

1 EL ungesüßter Fruchtsaft oder Obstmus

ZUBEREITUNG:

1. Die Hirseflocken in einen Topf geben, das Wasser und die Milch einrühren, aufkochen und anschließend ca. 3 Minuten quellen lassen.
2. Sollte der Brei noch zu grob wirken, kannst du ihn im Anschluss fein pürieren.
3. Nach dem Quellen und vor dem Servieren einen EL Mandelmus und Fruchtsaft/Obstmus hinzufügen.

*// Achtung: Bitte verwende erst ab dem vollendeten 7. Lebensmonat Kuhmilch, vorher wird der Brei mit Muttermilch oder Pre-Milch angerührt. Diese darf aber nicht wie Kuhmilch aufgekocht werden. Hierzu sollte die Hirse nur in Wasser gekocht werden und die Muttermilch oder Pre-Milch anschließend hinzugefügt werden.

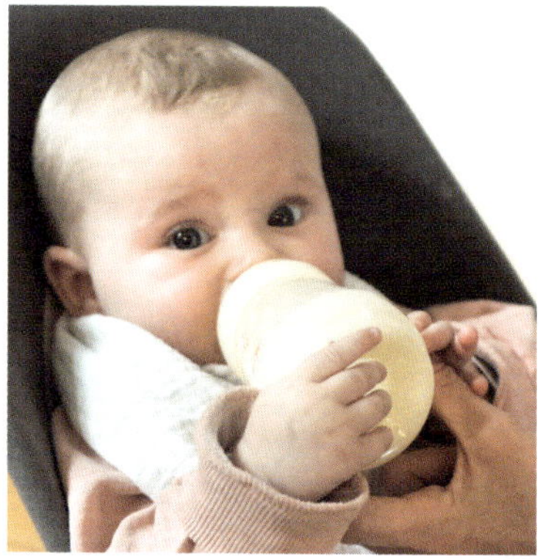

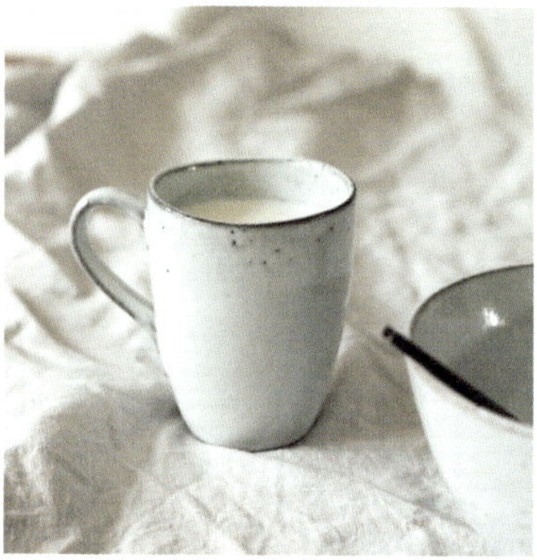

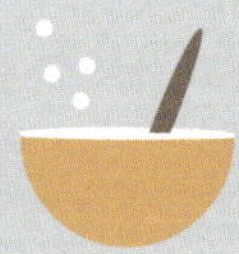

NUR IM BREI

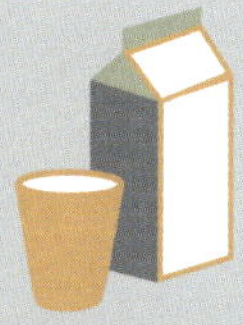

AB DEM VOLLENDETEN
7. LEBENSMONAT

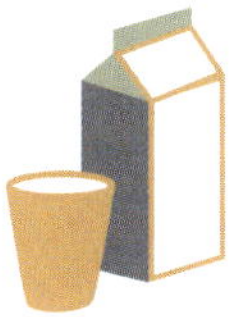

DARF MEIN BABY AUCH KUHMILCH TRINKEN?

Ab dem vollendeten 7. Lebensmonat rühren wir die Breie nicht mehr mit Muttermilch oder Pre-Milch an, sondern mit 3,5 - 3,8%iger, frischer Kuhmilch. Babys haben im ersten Lebensjahr einen hohen Energiebedarf, daher ist der Fettgehalt wichtig, um diesen zu decken. Zur Gewöhnung strecken wir die Kuhmilch zur Hälfte mit Wasser und lassen die Milch dann nach und nach mehr werden.

Kuhmilch verwenden wir allerdings nur für den Brei, sie darf im ersten Lebensjahr nicht getrunken werden. Im Vergleich zu Muttermilch oder Pre-Milch enthält Kuhmilch zu viel Eiweiß und zu wenig Jod und Eisen.

Zudem hemmt es die Eisenaufnahme. Daher sollte dein Baby keine Kuhmilch trinken.

Die Kuhmilch im Brei nach dem vollendeten siebten Lebensmonat versorgt dein Baby mit ausreichend Kalzium. Bitte verwende aber niemals Rohmilchprodukte.

3,5 - 3,8%IGE KUHMILCH AB DEM VOLLENDETEN 7. LEBENSMONAT IM BREI

WOCHE 6

MITTAGSBREI

Der Gemüse-Kohlenhydrate-Fleischbrei

Winterrezept Dinkelnudel-Brokkoli-Steckrübe-Rind

Sommerrezept Couscous-Gemüsegurke-Birne-Kalb

Warum füge ich der Beikost Fruchtsaft hinzu?

MITTAGSBREI

WOCHE 6

DER GEMÜSE-KOHLENHYDRATE-FLEISCHBREI

Zwei Wochen nachdem du mit den Kohlenhydraten gestartet hast, wird dem Brei nun Fleisch hinzugefügt. Von der WHO* empfohlen werden 4-5 Fleischportionen à 30g pro Woche. Am besten eignet sich hierbei rotes Fleisch wie bspw. Rind, Lamm oder Wild, da es einen hohen Eisengehalt hat. Eisen kann der Körper jedoch nur durch Vitamin C aufnehmen, weshalb dem Fleischbrei immer ein Schuss zuckerfreier Saft hinzugefügt wird. Gleichzeitig kannst du ab jetzt auch die Kohlenhydrate wechseln.

REZEPT GEMÜSE-KOHLENHYDRATE-FLEISCHBREI

Grundsätzlich kannst du aus jedem Gemüse-Kohlenhydrate-Brei einen Fleischbrei machen, indem du noch Fleisch und Fruchtsaft hinzufügst. Empfohlen werden 30g Fleisch pro Brei, genau die Menge eines Eiswürfels. Du kannst das fertig zubereitete Fleisch (gedünstet und püriert) in einem Eiswürfelbehälter mit Deckel einfrieren und dem Gemüse-Kohlenhydrate-Brei nach Belieben hinzufügen.

* Abkürzung für World Health Organization, Weltgesundheitsorganisation, www.who.int

MITTAGSBREI ··········· DER GEMÜSE-KOHLENHYDRATE-FLEISCHBREI

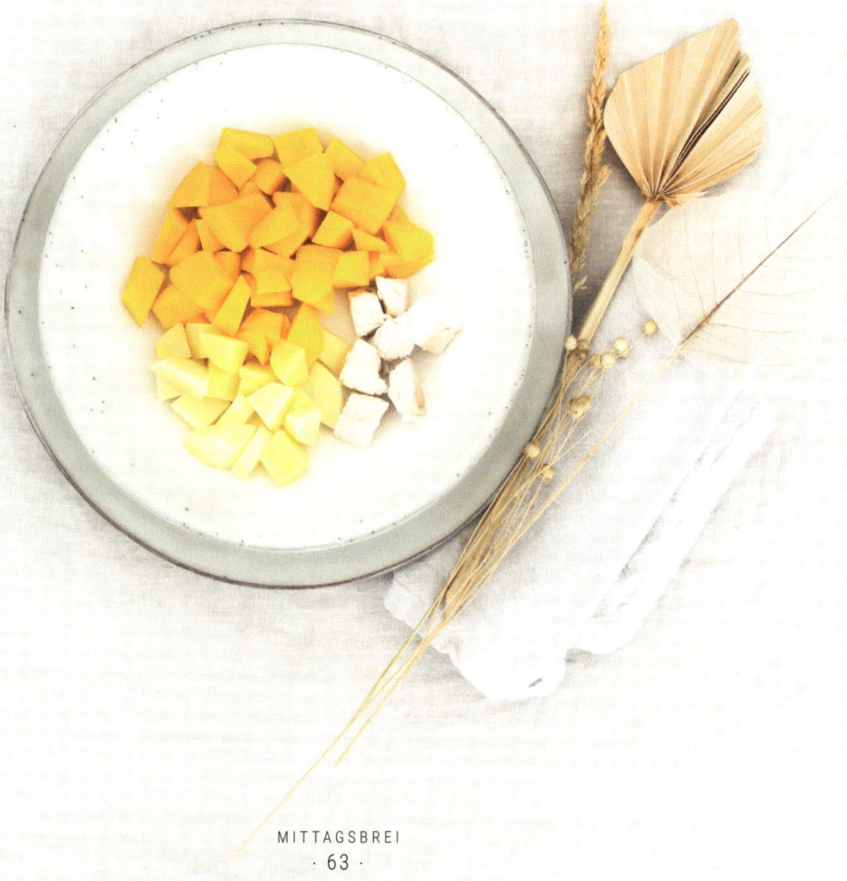

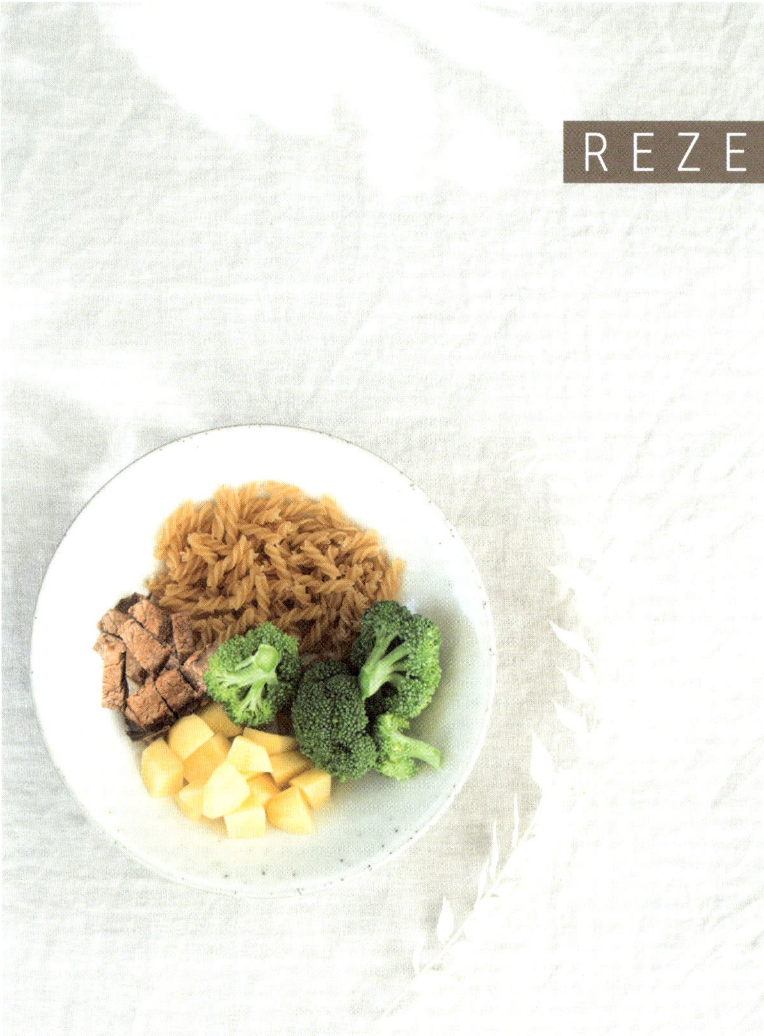

REZEPT

WINTERREZEPT
DINKELNUDEL-BROKKOLI-STECKRÜBE-RIND

ZUTATEN:

// 1 PORTION
CA. 250G BREI:

30g ungekochte Vollkorn-Dinkelnudeln
(ca. 60g gekochte Nudeln)
70g Brokkoli
70g Steckrübe
35g Rinderfilet
Wasser nach Bedarf
1 EL Bio Rapsöl
1 EL ungesüßter Orangensaft

ZUTATEN:

// 7 PORTIONEN
CA. 250G BREI
ZUM EINFRIEREN

200g ungekochte Vollkorn-Dinkelnudeln
(ca. 400g gekochte Nudeln)
500g Brokkoli
600g Steckrübe
250g Rinderfilet
Wasser nach Bedarf
7 EL ungesüßter Orangensaft

ZUBEREITUNG:

1. Die Dinkelpasta nach Packungsanweisung ohne die Zugabe von Salz kochen und beiseite stellen.
2. Die Steckrübe schälen und in Würfel schneiden, den Brokkoli in kleine Röschen zupfen. Das Rinderfilet in kleine Stücke schneiden.
3. Steckrübe, Brokkoli und Rinderfilet circa 15 Minuten dünsten, bis das Rinderfilet komplett durchgegart ist.
4. Das gedünstete Gemüse und Fleisch mit den Dinkelnudeln vermengen und mit so viel Kochwasser pürieren, bis die gewünschte Sämigkeit erreicht ist. Bei Bedarf kann mehr Kochwasser verwendet werden.
5. Jetzt kannst du den Brei portionsweise einfrieren.
6. Vor dem Verzehr das Bio Rapsöl und den Saft hinzufügen. //**Achtung**: Bitte füge das Öl immer erst vor dem Verzehr hinzu und friere es nicht mit ein.

REZEPT

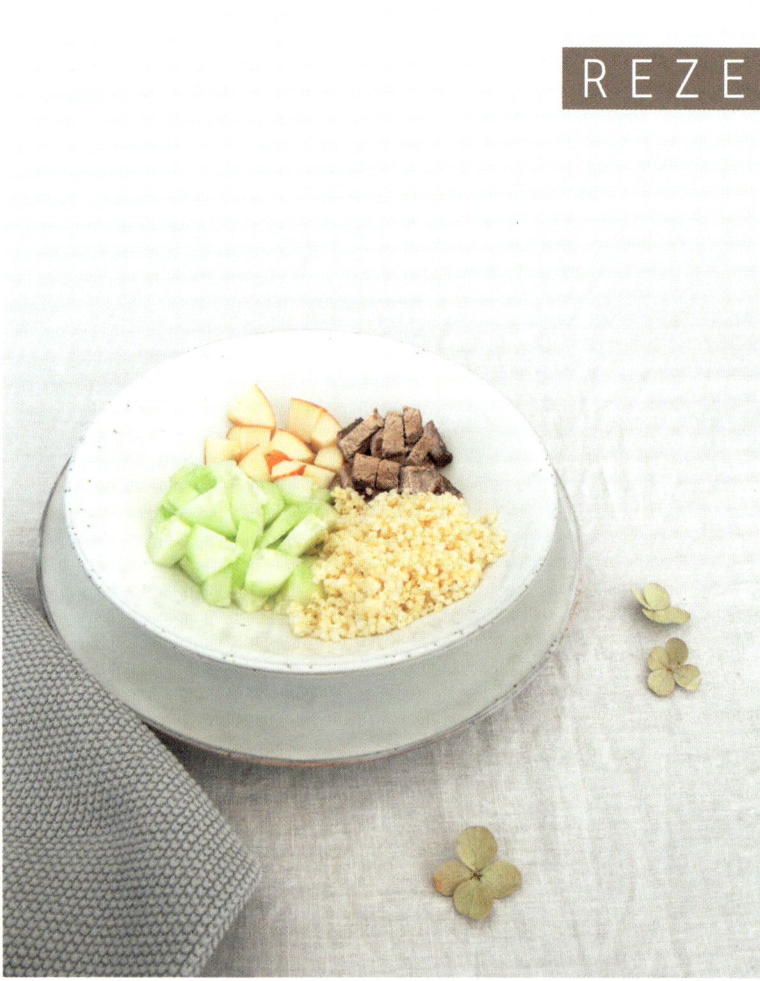

SOMMERREZEPT
COUSCOUS-GEMÜSEGURKE-BIRNE-KALB

ZUTATEN:

// 1 PORTION
CA. 250G BREI:

30g ungekochter Couscous
(ca. 70g gegarter Couscous)
100g Gemüsegurke
40g Birne
30g Kalbsfilet
Wasser nach Bedarf
1 EL Bio Rapsöl
1 EL ungesüßter Orangensaft

ZUTATEN:

// 7 PORTIONEN
CA. 250G BREI
ZUM EINFRIEREN:

180g Couscous
(ca. 450g gegarter Couscous)
700g Gemüsegurke
400g Birne
250g Kalbsfilet
Wasser nach Bedarf
7 EL ungesüßter Orangensaft

ZUBEREITUNG:

1. Den Couscous nach Packungsanweisung ohne die Zugabe von Salz garen und beiseite stellen.
2. Die Gurke und Birne schälen und in Würfel schneiden, das Kalbsfilet in kleine Stücke schneiden.
3. Das Kalbsfilet circa 5 Minuten vordünsten, danach Gurke und Birne dazugeben und zusammen weitere 10 Minuten dünsten.
4. Das gedünstete Gemüse und Fleisch mit dem Couscous vermengen und mit so viel Kochwasser pürieren, bis die gewünschte Sämigkeit erreicht ist. Bei Bedarf kann mehr Kochwasser verwendet werden.
5. Jetzt kannst du den Brei portionsweise einfrieren.
6. Vor dem Verzehr das Bio Rapsöl und den Saft hinzufügen. //Achtung: Bitte füge das Öl immer erst vor dem Verzehr hinzu und friere es nicht mit ein.

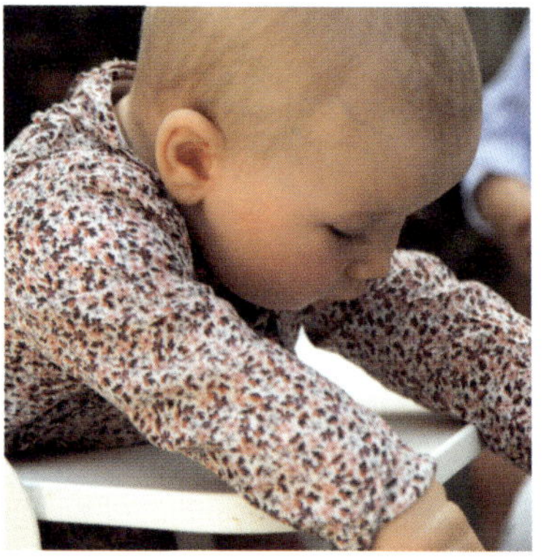

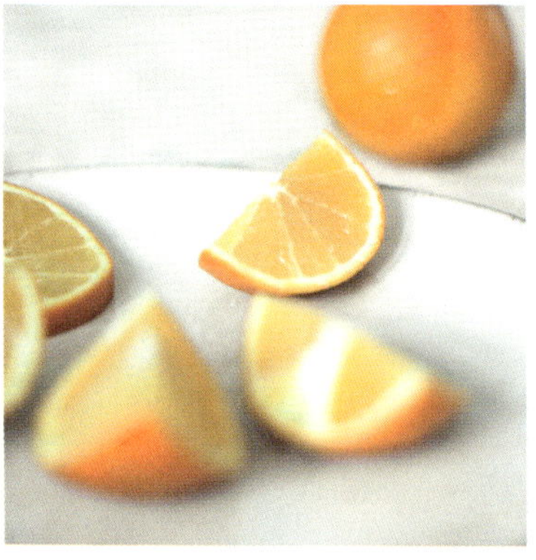

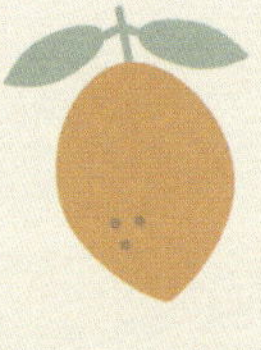

VITAMIN C
ZUR EISENAUFNAHME

WARUM FÜGE ICH DER BEIKOST **FRUCHTSAFT HINZU?**

Sobald du das Fleisch in der Beikost einführst, also ab der 6. Breiwoche, sollte dem Brei auch ein Schuss Fruchtsaft mit hohem Vitamin C Gehalt zugefügt werden. Ohne Vitamin C kann der Körper das Eisen aus dem Fleisch wesentlich schlechter aufnehmen. Hier eignet sich Orangensaft, am besten in milder Version und immer ohne Zucker. Wenn in dem Rezept deines Breis schon Obst vorkommt, kannst du auf den Fruchtsaft verzichten.

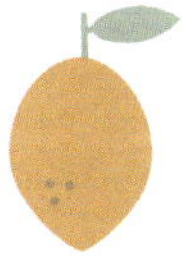

VITAMIN C ZUR EISENAUFNAHME

//TIPP:

Genau wie das Fleisch kannst du auch den Orangensaft einfach in Eiswürfelbehälter einfrieren und portionsweise auftauen.

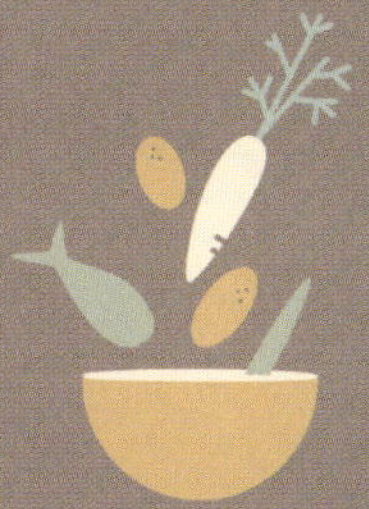

WOCHE 8

MITTAGSBREI

Der Gemüse-Kohlenhydrate-Fischbrei

Winterrezept Kartoffel-Süßkartoffel-Blumenkohl-Kabeljau

Sommerrezept Hirse-Fenchel-Lachs-Dill

Übersicht Fleisch und Fisch

MITTAGSBREI

WOCHE 8

DER GEMÜSE-KOHLENHYDRATE-FISCHBREI

Mittlerweile hat dein Baby viele Geschmacksrichtungen kennengelernt. Zu guter Letzt fügen wir dem Mittagsbrei jetzt noch den Fisch hinzu. 1-2 mal in der Woche sollte dein Baby möglichst fettigen Fisch zu sich nehmen. Hier eignet sich bspw. Lachs.

REZEPT GEMÜSE-KOHLENHYDRATE-FISCHBREI

Ebenso wie beim Fleischbrei kannst du aus jedem Gemüse-Kohlenhydrate-Brei einen Fischbrei machen. Gebe hierfür einfach ca. 30-35 g Fisch mit in den Dampfgarer dazu. Wichtig ist, dass beim Fisch niemals die Kühlkette unterbrochen wird.
Fisch darf nur einmal eingefroren werden. Daher verwende für die Zubereitung des Breis immer frischen Fisch und keine Tiefkühlware, wenn du den Brei anschließend auf Vorrat einfrieren möchtest.

MITTAGSBREI .... DER GEMÜSE-KOHLENHYDRATE-FISCHBREI

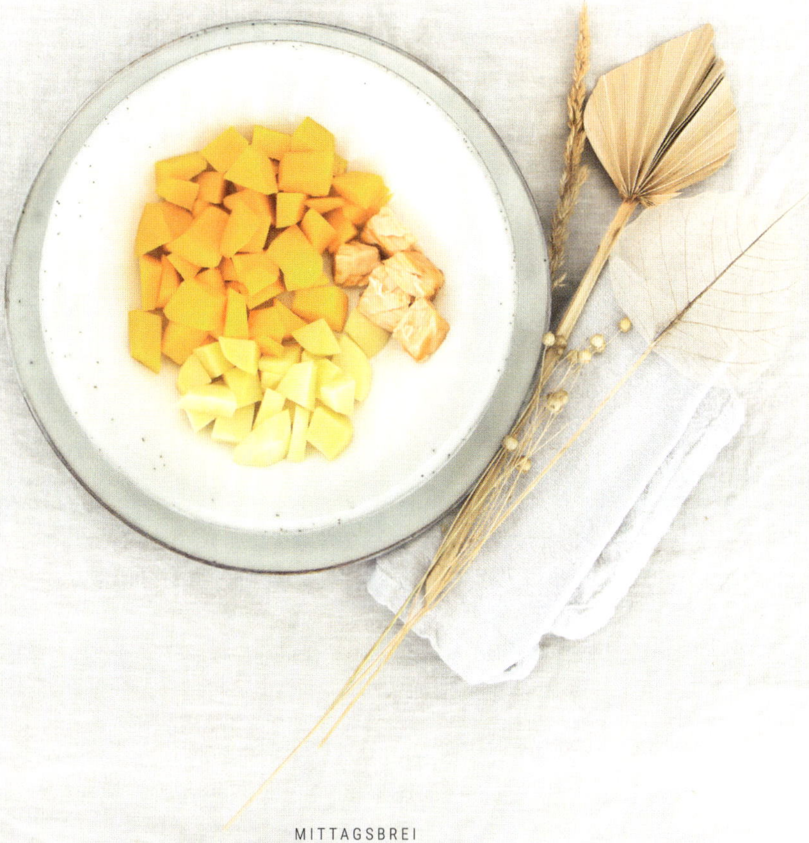

WINTERREZEPT KARTOFFEL-SÜSSKARTOFFEL-BLUMENKOHL-KABELJAU

ZUTATEN:

// 1 PORTION CA. 250G BREI:

35g Kartoffeln
35g Süßkartoffeln
140g Blumenkohl
30g Kabeljau
Wasser nach Bedarf
1 EL Bio Rapsöl

ZUTATEN:

// 7 PORTIONEN CA. 250G BREI ZUM EINFRIEREN:

250g Kartoffeln
250g Süßkartoffeln
1kg Blumenkohl
250g Kabeljau
Wasser nach Bedarf

ZUBEREITUNG:

1. Kartoffeln und Süßkartoffeln schälen und in kleine Würfel schneiden.
2. Den Blumenkohl putzen und in kleine Röschen zupfen.
3. Das Kabeljaufilet kalt abspülen, trocken tupfen, ggf. restliche Gräten entfernen und in kleine Stücke schneiden.
4. Den Kabeljau zusammen mit dem Gemüse circa 20 Minuten dünsten, bis der Fisch gar und das Gemüse weich ist.
5. Alles zusammen mit so viel Kochwasser pürieren, bis die gewünschte Sämigkeit erreicht ist. Bei Bedarf kann mehr Kochwasser verwendet werden.
6. Jetzt kannst du den Brei portionsweise einfrieren.
7. Vor dem Verzehr das Bio Rapsöl hinzufügen. //Achtung: Bitte füge das Öl immer erst vor dem Verzehr hinzu und friere es nicht mit ein.

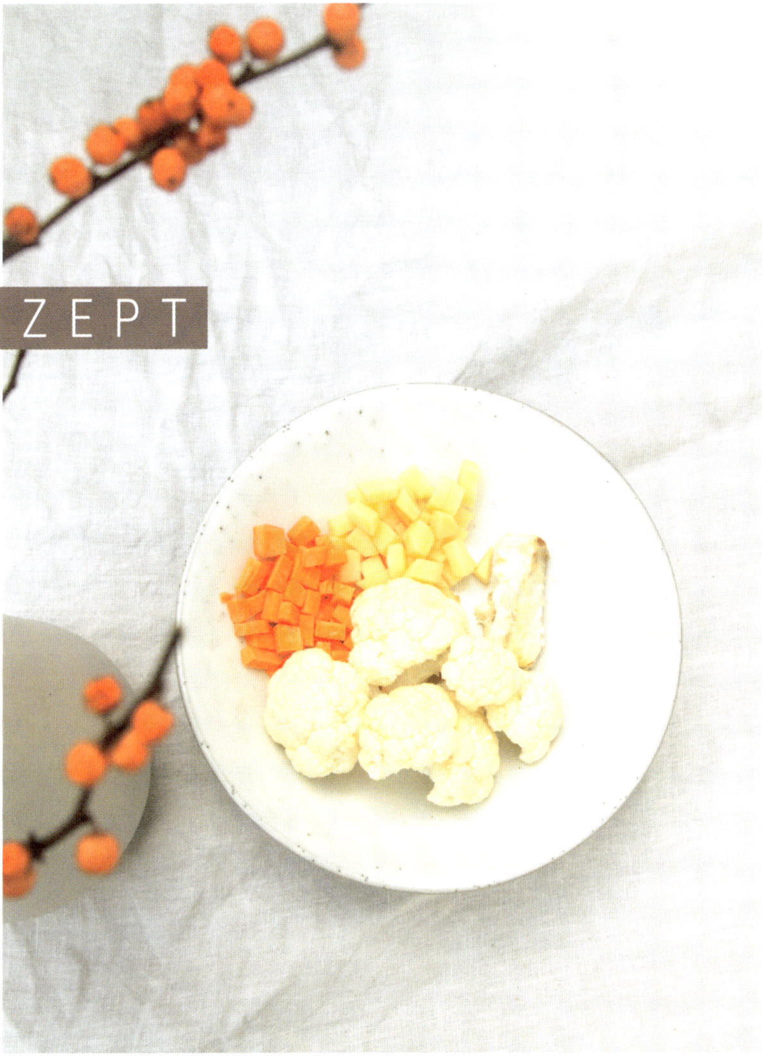

REZEPT

SOMMERREZEPT
HIRSE-FENCHEL-LACHS-DILL

REZEPT

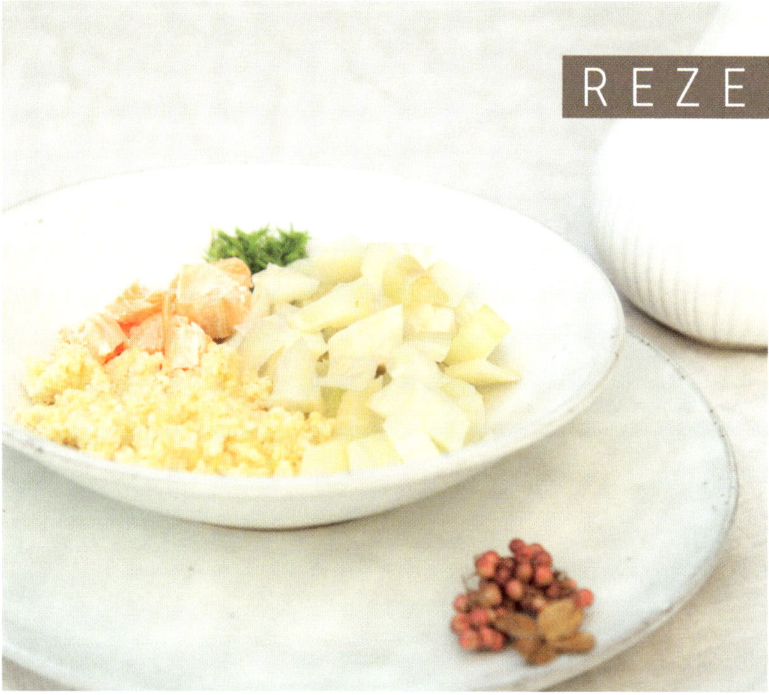

//Achtung: Fenchel gehört zu den stark nitrathaltigen Lebensmitteln. Bereite Brei mit Fenchel daher immer frisch zu, mische ihn mit anderen Gemüsesorten oder Kohlenhydraten und friere ihn nicht ein.

MITTAGSBREI ········· DER GEMÜSE-KOHLENHYDRATE-FISCHBREI

ZUTATEN:

// 1 PORTION CA. 250G BREI:

25g Goldhirse
(ca. 70g gekochte Hirse)
140g Fenchel
35g frisches Lachsfilet (ohne Haut)
1 Stängel Dill
Wasser nach Bedarf
1 EL Bio Rapsöl

ZUBEREITUNG:

1. Wasche die Hirse gründlich mit heißem Wasser, gib die Hirse in einen Topf und füge Wasser (Verhältnis 1:2) hinzu. Bringe das Wasser im zugedeckten Topf zum Kochen. Drehe die Hitze etwas herunter und lasse die Hirse fünf Minuten lang köcheln und im Anschluss nun weitere 30 Minuten lang quellen.
2. Den Fenchel waschen, den Strunk entfernen und klein schneiden.
3. Das Lachsfilet kalt abspülen, trocken tupfen, ggf. die restlichen Gräten entfernen und in kleine Stücke schneiden.
4. Den Lachs zusammen mit dem Fenchel circa 15 Minuten dünsten, bis der Fisch gar und das Gemüse weich ist.
5. Den Dill waschen und klein hacken und in der letzten Minute zu dem gedünsteten Gemüse geben.
6. Jetzt die Hirse unterheben und alles zusammen mit so viel Kochwasser pürieren, bis die gewünschte Sämigkeit erreicht ist. Bei Bedarf kann mehr Kochwasser verwendet werden.
7. Vor dem Verzehr das Bio Rapsöl hinzufügen.

ÜBERSICHT FISCH

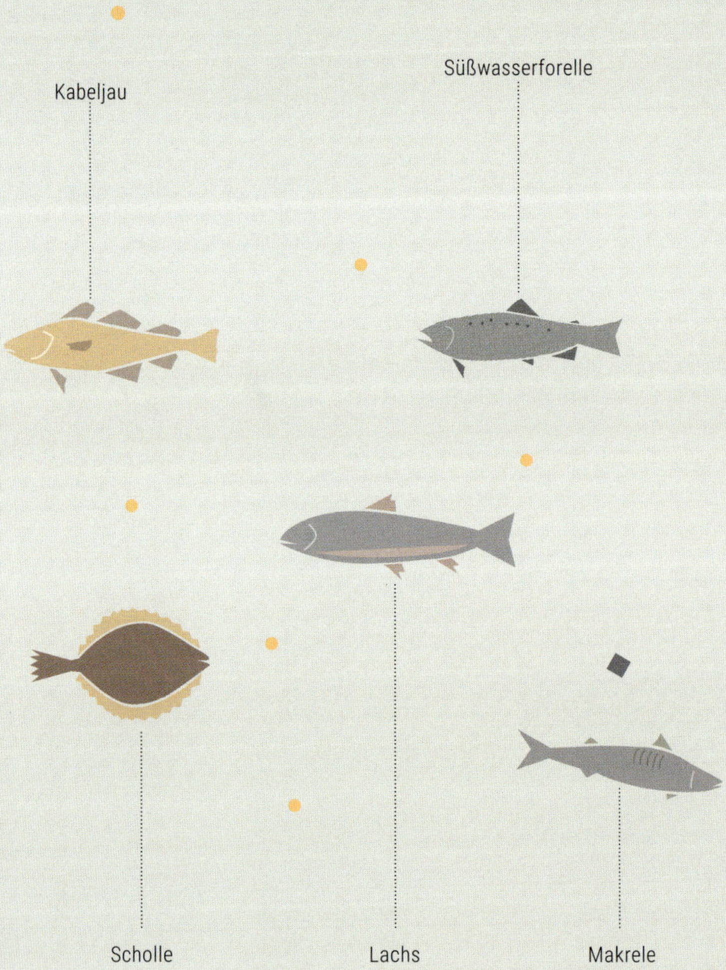

ÜBERSICHT FLEISCH

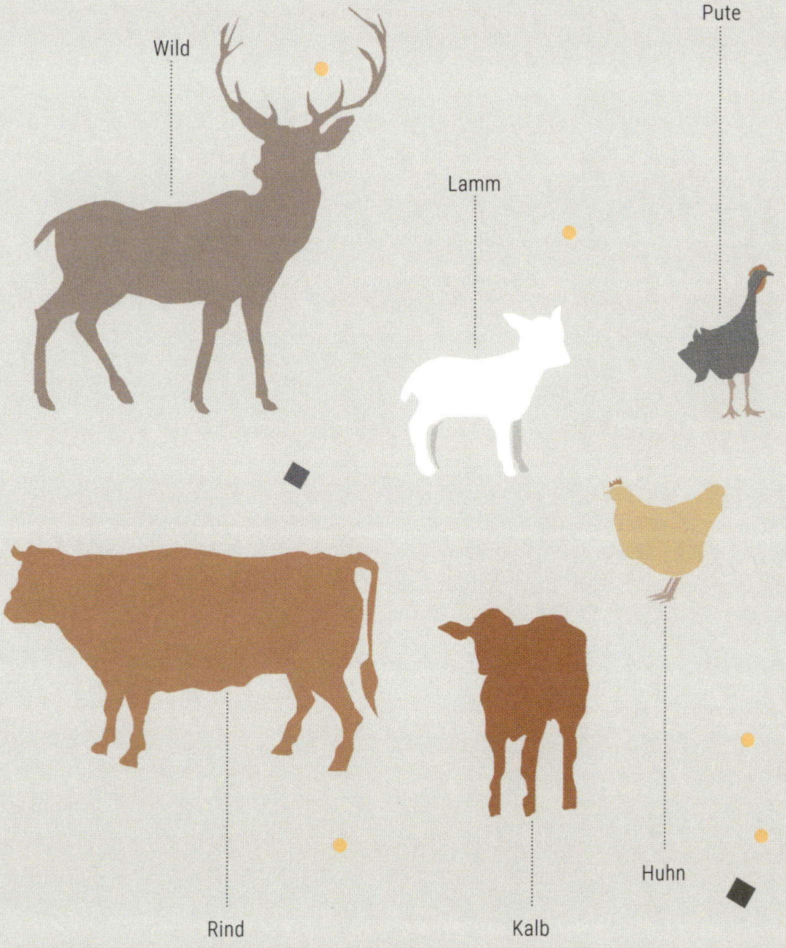

WOCHE 8

MORGENBREI

- Der Milch-Getreidebrei mit Obst
- Winterrezept Mehrkornbrei mit Pflaume
- Sommerrezept Grießbrei mit Beeren
- Saisonkalender Obst
- Rezept Obst einkochen
- Übersicht Getreidesorten

MORGENBREI

START WOCHE 8

DER MILCH-GETREIDEBREI MIT OBST

Parallel zur Einführung des Fischs am Mittag starten wir morgens mit dem Milch-Getreidebrei. Hierzu verwenden wir wie beim Abendbrei Instantbrei oder Getreideflocken, den wir mit abgepumpter Muttermilch oder Pre-Milch anrühren, ab dem vollendeten siebten Lebensmonat auch hier 3,5 - 3,8%ige Kuhmilch. Nachdem dein Baby bisher ausschließlich abends Hirsebrei gegessen hat, können nun auch die Breisorten sowohl morgens als auch abends gewechselt und Brei aus Dinkel, Hafer, Grieß, Reis oder Mehrkorn probiert werden.
Statt wie am Abend Mandelmus hinzuzufügen, werden zum Frühstück unterschiedliche Obstsorten untergemischt. Den Milchbrei solltest du immer frisch zubereiten und nicht einfrieren, daher gibt es bei den Rezepten auch nur die Mengen für jeweils eine Portion. Bei weniger als 125g Brei fügen wir einen Teelöffel Obstbrei hinzu, bei mehr als 125g einen Esslöffel Obstbrei. Zum Start eignen sich idealerweise verdauungsfördernde Obstsorten wie Pflaume, Marille oder Birne.

MENGEN:

Ziel sind 200-250g Morgenbrei. Nimmt dein Baby weniger als 125g auf, stille oder füttere Pre-Milch direkt im Anschluss. Nimmt es mehr als 125g Brei auf und zeigt keine Hungerzeichen mehr, ist die Mahlzeit ersetzt.

UHRZEIT:

Um einen guten Rhythmus der Breimahlzeiten einzuführen, ist es ideal, wenn du mit deinem Baby gegen 8 Uhr frühstückst. Jedoch kannst du die Uhrzeit auch auf deinen idealen Familienalltag anpassen oder zum Übergang die Zeit noch mit Muttermilch/ Pre-Milch strecken.

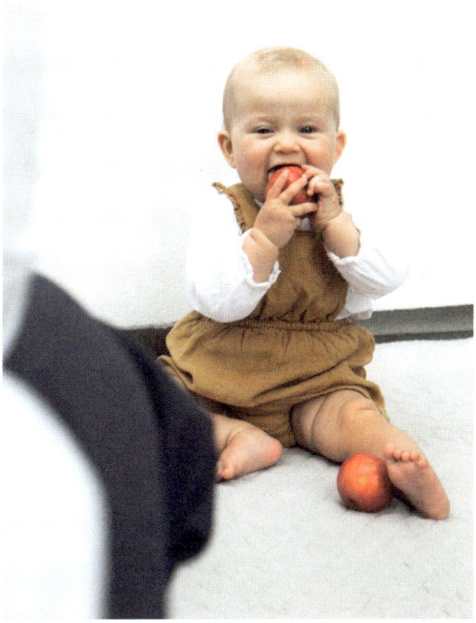

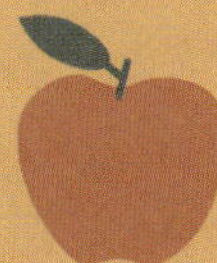

HEIMISCHES
OBST

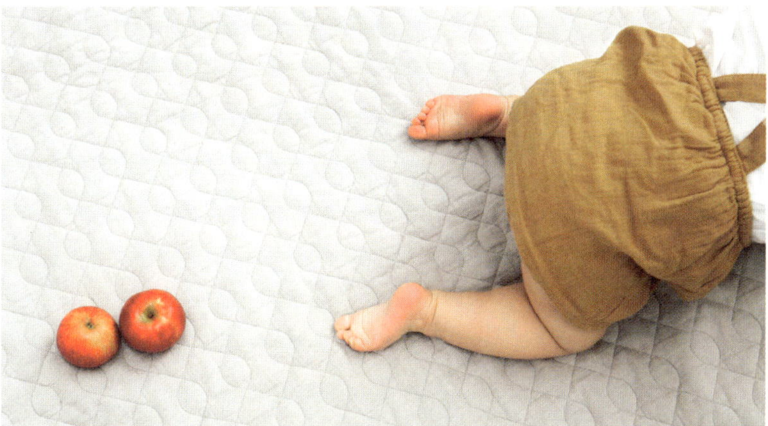

REZEPT

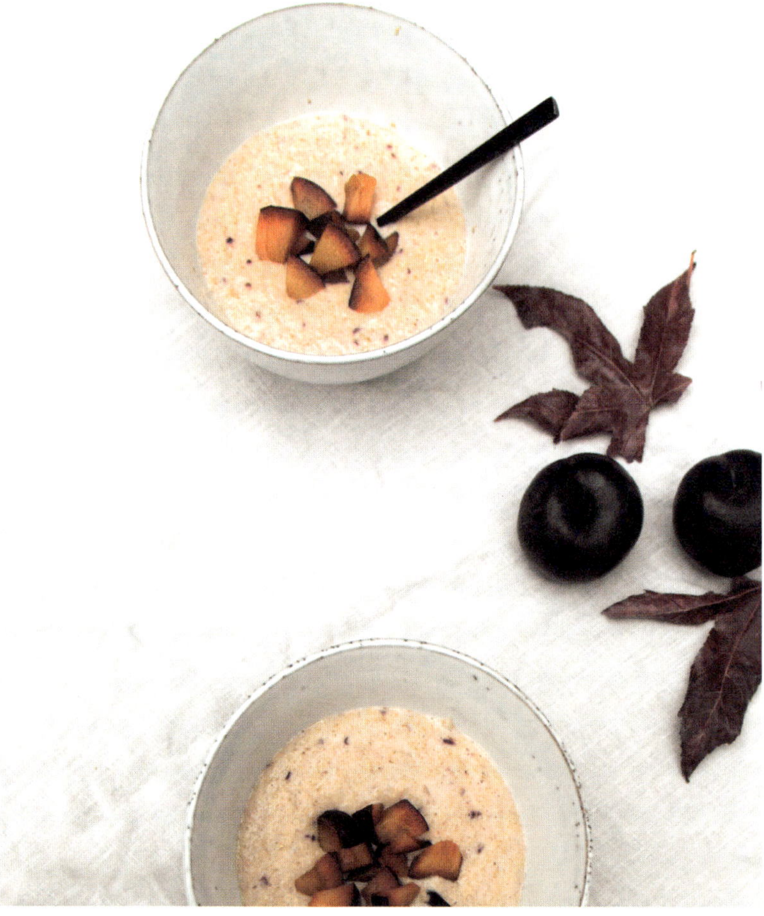

WINTERREZEPT
MEHRKORNBREI MIT PFLAUME

ZUTATEN:

// 1 PORTION CA. 250G BREI:

25g Mehrkornflocken

100ml Muttermilch, Pre-Milch oder 3,5 - 3,8%ige Kuhmilch*

100ml Wasser

25g Pflaume

ZUBEREITUNG:

1. Die Pflaume waschen und 25g abschneiden.
2. Die Milch und das Wasser erwärmen, die Mehrkornflocken einrühren und kurz quellen lassen.
3. Den Milch-Mehrkornbrei zusammen mit der Pflaume pürieren und servieren.

TIPP:

Schau dir unser Rezept zum Einkochen von Obst an, rühre einen Mehrkornbrei an und füge der Einfachheit halber einen Esslöffel selbst eingekochtes Pflaumenmus hinzu. Den Rest der eingekochten Pflaumen kannst du dann nachmittags mit etwas Getreide als Nachmittagsbrei verwenden, der hauptsächlich aus Obstmus besteht.

*// Achtung: Bitte verwende erst ab dem vollendeten 7. Lebensmonat Kuhmilch, vorher wird der Brei mit Muttermilch oder Pre-Milch angerührt. Diese darf aber nicht wie Kuhmilch aufgekocht werden, sondern nur leicht erwärmt werden. Hierzu sollten die Mehrkornflocken nur in Wasser gekocht werden und die Muttermilch oder Pre-Milch anschließend hinzugefügt werden.

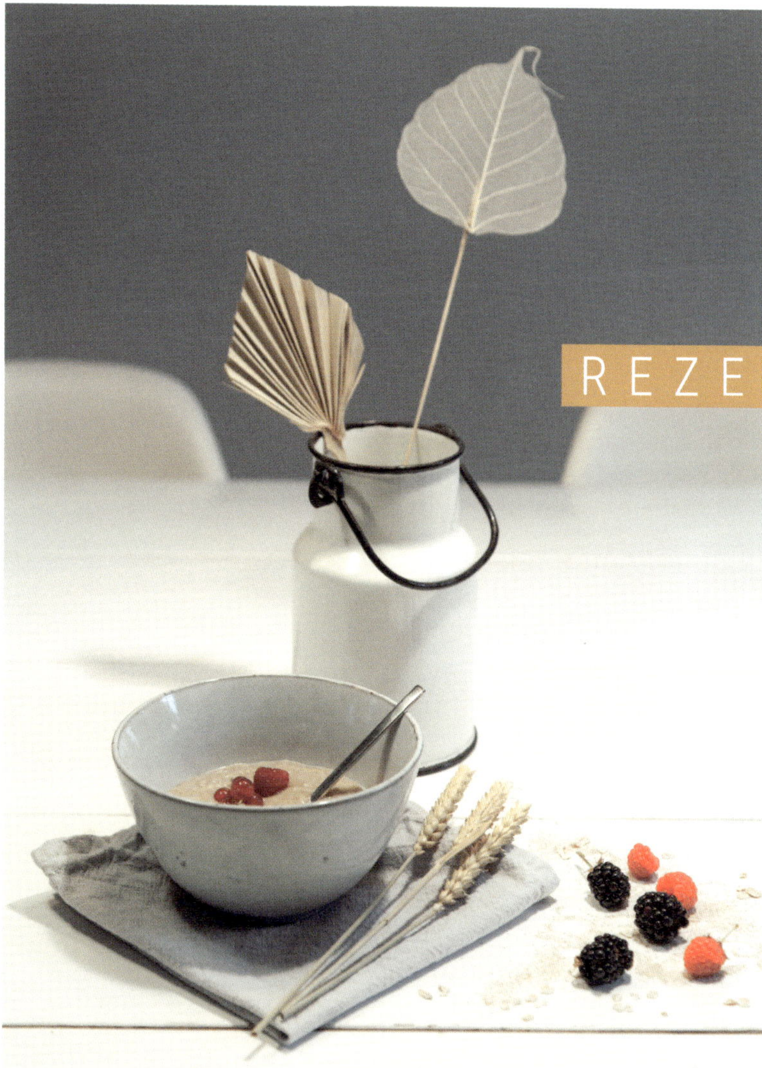

REZEPT

SOMMERREZEPT
GRIESSBREI MIT BEEREN

ZUTATEN:

// 1 PORTION CA. 250G BREI:

25g Vollkorngrieß aus Weizen oder Dinkel

100ml Muttermilch, Pre-Milch oder 3,5 - 3,8%ige Kuhmilch*

100ml Wasser

25g Beeren (Himbeeren, Blaubeeren, Brombeeren)

ZUBEREITUNG:

1. Die Beeren waschen und 25g abwiegen.
2. Die Milch und das Wasser erwärmen, den Grieß einrühren und kurz quellen lassen.
3. Den Grießbrei zusammen mit den Beeren pürieren und servieren.

*// Achtung: Bitte verwende erst ab dem vollendeten 7. Lebensmonat Kuhmilch, vorher wird der Brei mit Muttermilch oder Pre-Milch angerührt. Diese darf aber nicht wie Kuhmilch aufgekocht werden, sondern nur leicht erwärmt werden. Hierzu sollte der Grieß nur in Wasser gekocht werden und die Muttermilch oder Pre-Milch anschließend hinzugefügt werden.

SAISONKALENDER OBST (HEIMISCHE SORTEN)

Obst gibt es im Sommer in Hülle und Fülle, während wir im Winter meist nur auf gelagerte Äpfel zurückgreifen können, wenn wir heimisches Obst essen wollen. Hier kannst du auch auf gefrorenes Obst in Bioqualität zurückgreifen. Bitte kontrolliere das TK Obst jedoch immer nach dem Auftauen und erhitze dieses vor der Breizubereitung.

	Jan	Feb	März	Apr	Mai	Juni	Juli	Aug	Sept	Okt	Nov	Dez
Apfel	🟤	🟤	🟤	🟤	🟤			🟢	🟢	🟢	🟢	🟤
Aprikose							🟢	🟢				
Birne								🟢	🟢	🟢	🟤	🟤
Pflaume							🟢	🟢	🟢			
Mirabelle							🟢	🟢	🟢			
Kirsche						🟢	🟢	🟢				
Himbeere						🟢	🟢	🟢				
Blaubeere						🟢	🟢	🟢	🟢			
Quitte									🟢	🟢	🟢	

🟢 Dieses Obst ist in diesem Monat frisch aus heimischem Anbau verfügbar.

🟤 Dieses Obst ist in diesem Monat als Lagerware aus heimischem Anbau verfügbar.

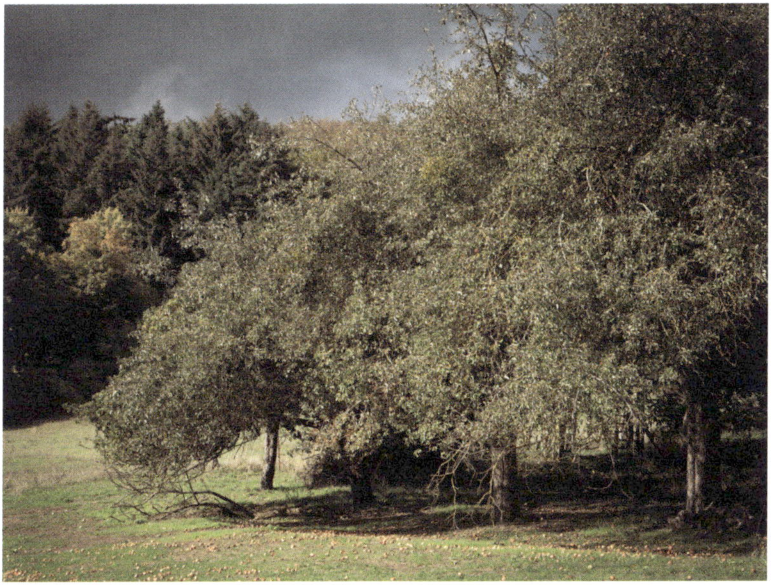

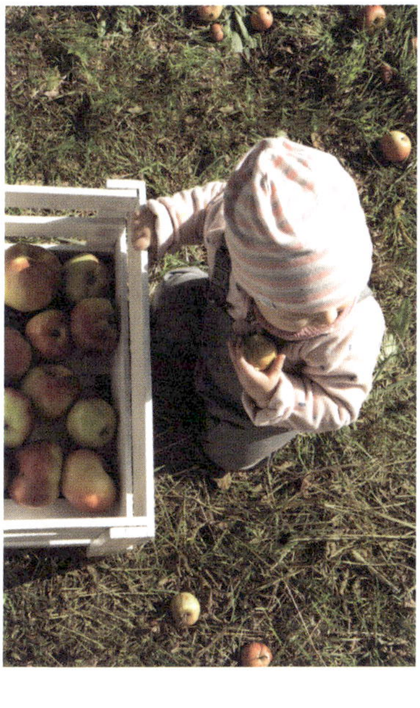

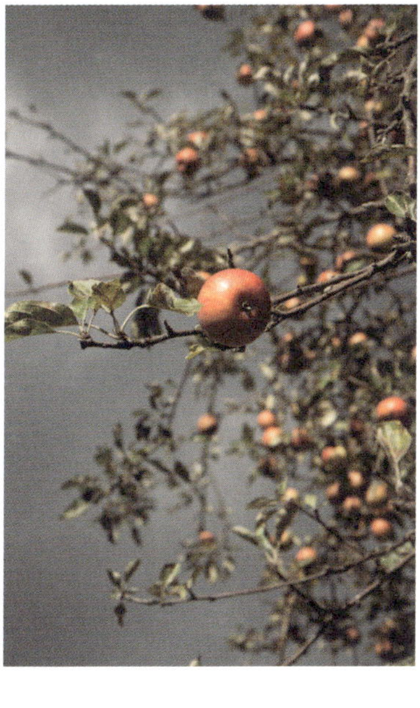

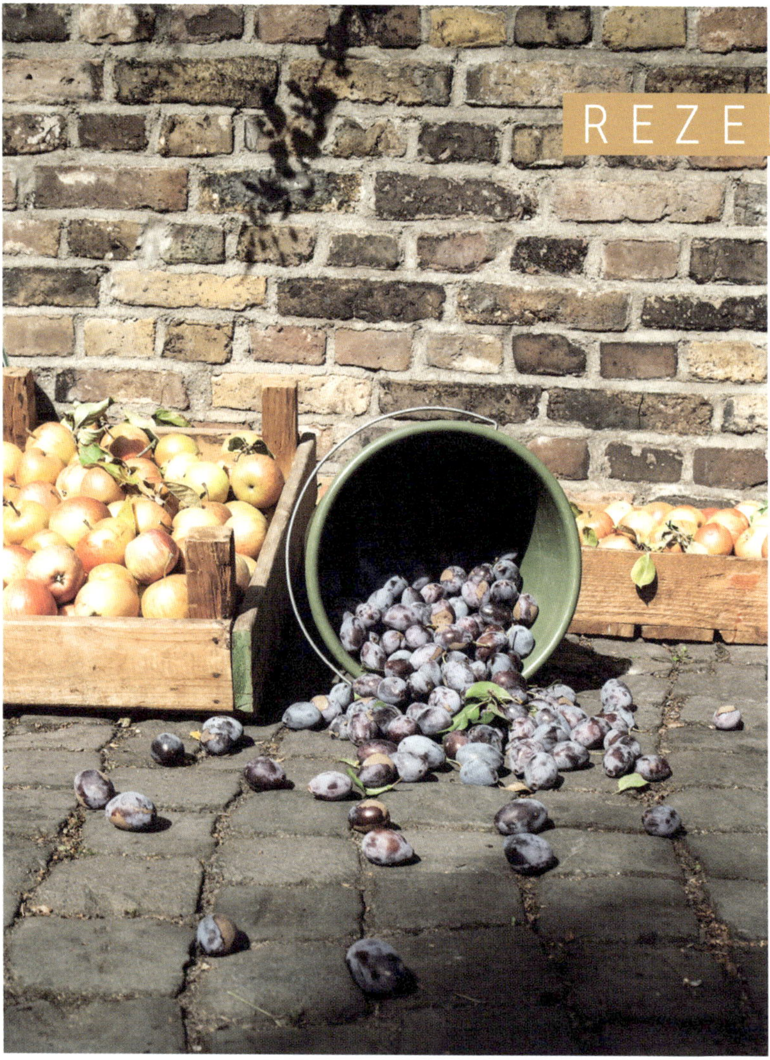

REZEPT

REZEPT
OBST EINKOCHEN

Um jederzeit auf eine größere Auswahl an Obst zurückgreifen zu können, kann man Obstmus schon im Sommer für den Winter vorkochen. Eingefroren hält es sich ungefähr ein halbes Jahr.

ZUTATEN:
Obst nach Wahl. Auch wenn wir unseren Babys Obstgläschen nur ausnahmsweise geben wollen, eignen sie sich doch als Inspiration, welche Obstsorten man gut zusammen kombinieren kann.

ZUBEREITUNG:
1. Das Obst gründlich waschen, schälen und in Stücke schneiden.
2. Die Obstwürfel dünsten. Das meiste Obst braucht nicht mehr als 5 Minuten. Einfach mit einer Gabel die Garprobe machen.
3. Die gedünsteten Obstwürfel mit etwas Kochwasser pürieren, bis die gewünschte Sämigkeit erreicht ist. Bei Bedarf kann mehr Kochwasser verwendet werden.
4. Den Obstbrei in 180g Portionen abfüllen. So kannst du morgens einen Esslöffel für den Morgenbrei verwenden und den übrigen Brei nachmittags mit Getreide vermengt als Nachmittagsbrei geben.

ÜBERSICHT GETREIDESORTEN

Dinkel

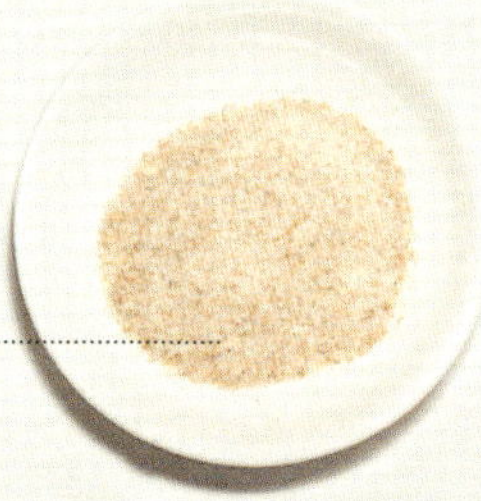

Hirse

Gerste

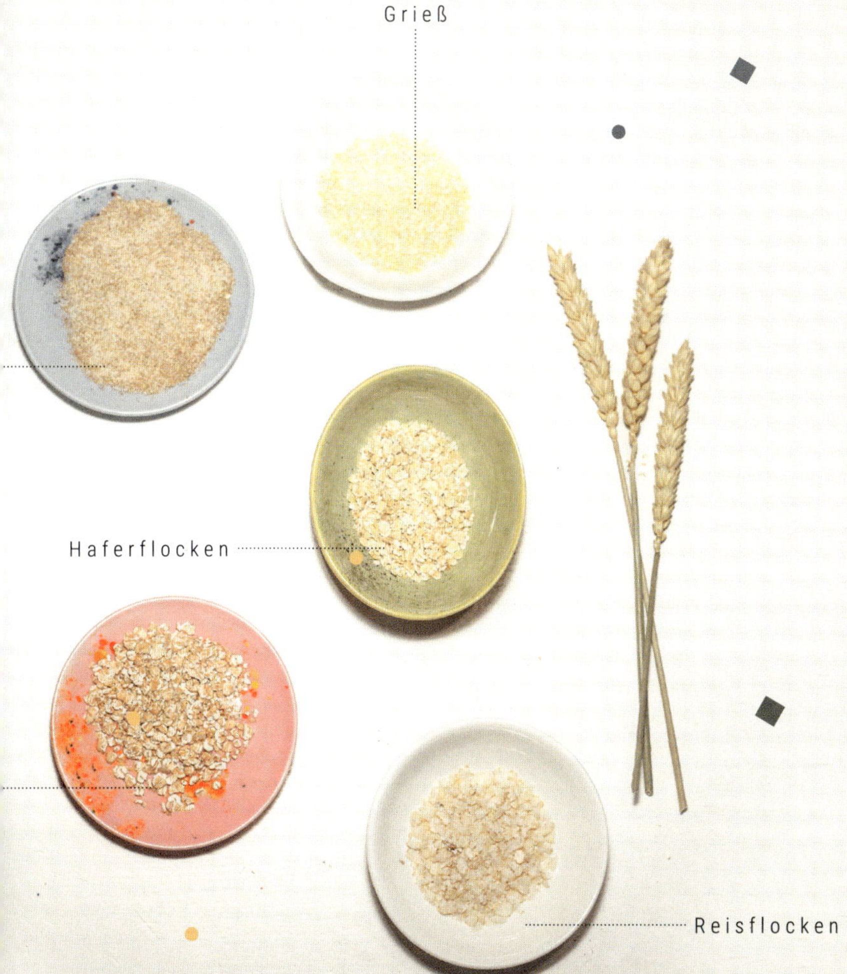
Grieß
Haferflocken
Reisflocken

WOCHE 12

NACHMITTAGSBREI

Der Obst-Getreidebrei

Winterrezept Apfel-Birne-Couscous

Sommerrezept Mango-Himbeere-Hirse

Wasser

NACHMITTAGSBREI

START WOCHE 12

DER OBST-GETREIDEBREI

Zu guter Letzt wird die Nachmittagsmilch durch einen milchfreien Obst-Getreidebrei ersetzt. Im Gegensatz zum Milchbrei versorgt dieser dein Baby zusätzlich mit Eisen und Vitaminen. Hierzu werden ca. 150g Obstbrei mit 20-25g Instant-Getreidepulver oder Getreideflocken gemischt. Gegebenenfalls muss etwas Wasser hinzugefügt werden.
Da dein Baby durch den Morgenbrei schon an Obst gewöhnt ist, kannst du jetzt auch nichtheimische Sorten möglichst in Bio-Qualität geben, wie beispielsweise Mango oder Wassermelone.

UHRZEIT:

Der Nachmittagsbrei wird idealerweise nach dem Mittagsschlaf gegeben. Je nachdem, wie lange dein Baby schläft, ist das gegen 15/15:30 Uhr.

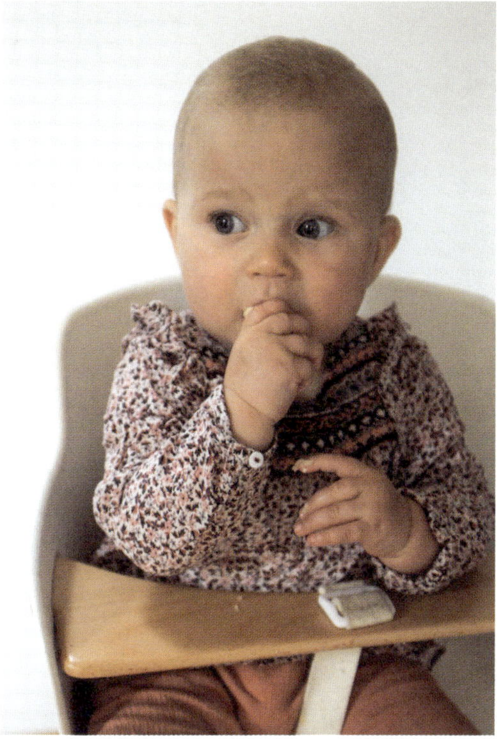

EISEN &
VITAMINE

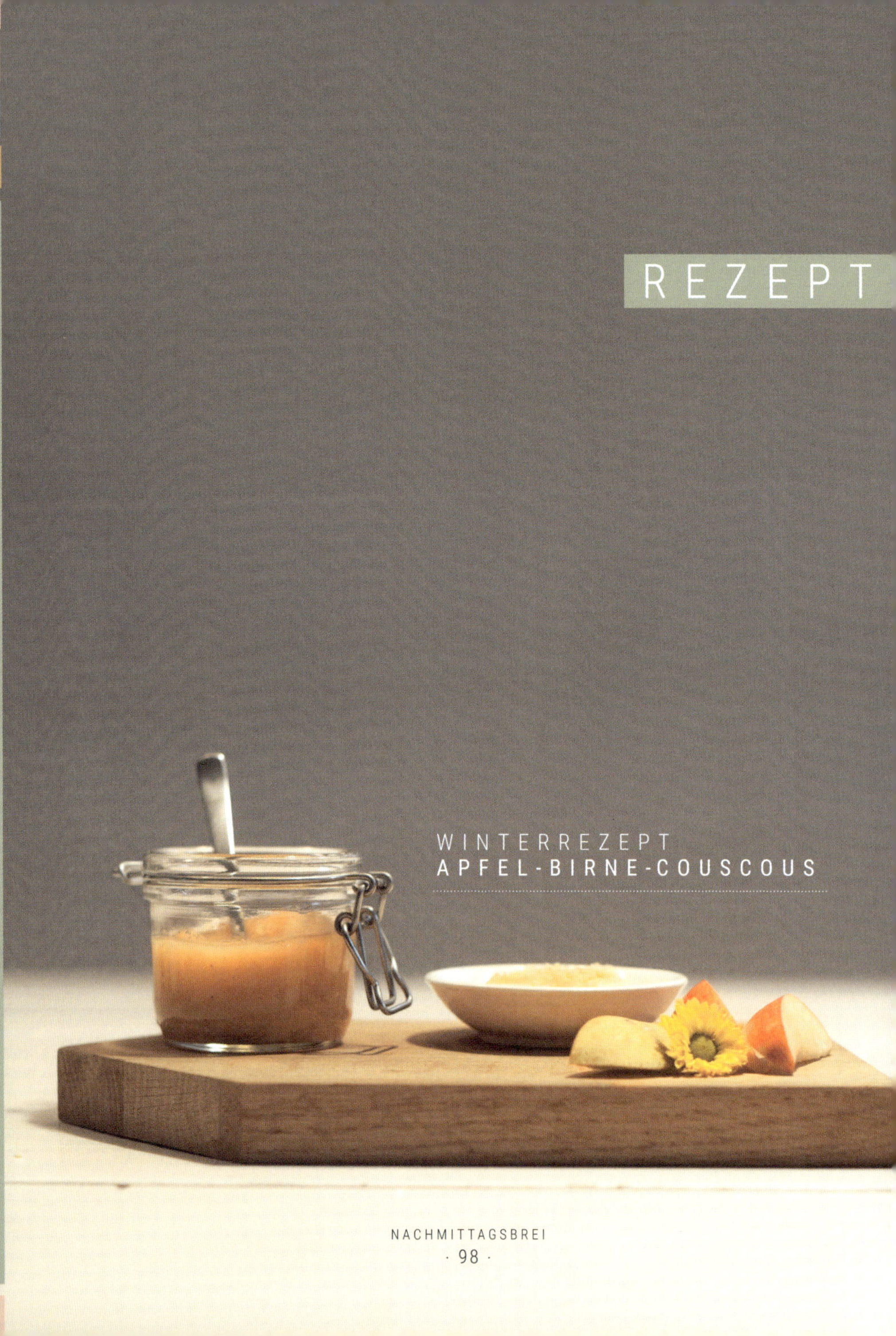

REZEPT

WINTERREZEPT
APFEL-BIRNE-COUSCOUS

WINTERREZEPT
APFEL-BIRNE-COUSCOUS

ZUTATEN:

// 1 PORTION CA. 250G BREI:

25g Couscous
75g Äpfel
75g Birnen
50ml Wasser
1 EL Bio Rapsöl

ZUTATEN:

// 7 PORTIONEN A CA. 250G BREI ZUM EINFRIEREN

175g Couscous
500g Äpfel
500g Birnen
350ml Wasser

ZUBEREITUNG:

1. Das Wasser aufkochen, den Couscous einrühren und 5-10 Minuten ziehen lassen.
2. Apfel und Birne schälen, in kleine Stücke schneiden, 10 Minuten dünsten und anschließend ggf. mit etwas Kochwasser pürieren.
3. Den Couscous unter das Obstmus geben. Wenn dein Baby schon stückige Nahrung akzeptiert, kannst du den Couscous in seiner ganzen Form servieren. Bevorzugt es noch Brei, püriere den Couscous nochmal zusammen mit dem Obstmus.
4. Jetzt kannst Du den Brei portionsweise einfrieren.
5. Vor dem Verzehr das Bio Rapsöl hinzufügen.
   // Achtung: Bitte füge das Öl immer erst vor dem Verzehr hinzu und friere es nicht mit ein.

REZEPT

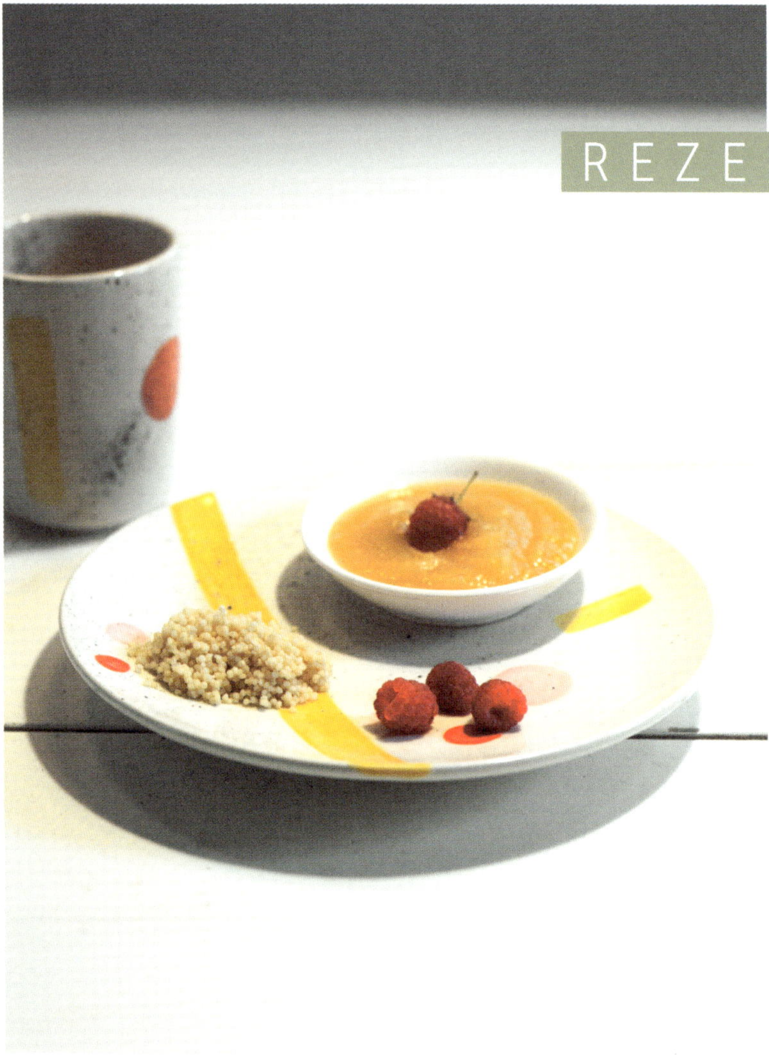

SOMMERREZEPT
MANGO-HIMBEERE-HIRSE

ZUTATEN:

// 1 PORTION CA. 250G BREI:

25g Hirseflocken

100g Mango

50g Himbeeren

50ml Wasser

1 EL Bio Rapsöl

ZUTATEN:

// 7 PORTIONEN A CA. 250G BREI ZUM EINFRIEREN:

175g Hirseflocken

700g Mango

300g Himbeeren

350ml Wasser

ZUBEREITUNG:

1. Die Hirseflocken in einen Topf geben, das Wasser einrühren und aufkochen lassen.
2. Die Mango schälen, in kleine Stücke schneiden und zusammen mit den Himbeeren pürieren.
3. Die Hirseflocken unter das Obstmus geben.
4. Jetzt kannst du den Brei portionsweise einfrieren.
5. Vor dem Verzehr das Bio Rapsöl hinzufügen.
   // Achtung: Bitte füge das Öl immer erst vor dem Verzehr hinzu und friere es nicht mit ein.

WASSER

Mit der Einführung des Nachmittagsbreis kannst du auch damit beginnen, deinem Baby kleine Schlucke Wasser anzubieten.* Dazu eignen sich am besten Trinkbecher mit einem weichen Schnabelaufsatz. Bitte koche das Wasser immer ab oder verwende natriumarmes Wasser ohne Kohlensäure, wenn du dir über das Alter und die Beschaffenheit der Leitungen unsicher bist. Viele Hersteller zeichnen dies extra auf der Wasserflasche mit dem Hinweis "geeignet für die Zubereitung von Säuglingsnahrung" aus.
Biete das Wasser zu den Beikostmahlzeiten und immer wieder zwischendurch an.

AUF QUALITÄT UND NATRIUMGEHALT ACHTEN

* Beginne erst nach der 3. ersetzten Mahlzeit damit, auch Wasser anzubieten.
Dein Baby erhält vorher durch Muttermilch oder Premilch ausreichend Flüssigkeit.

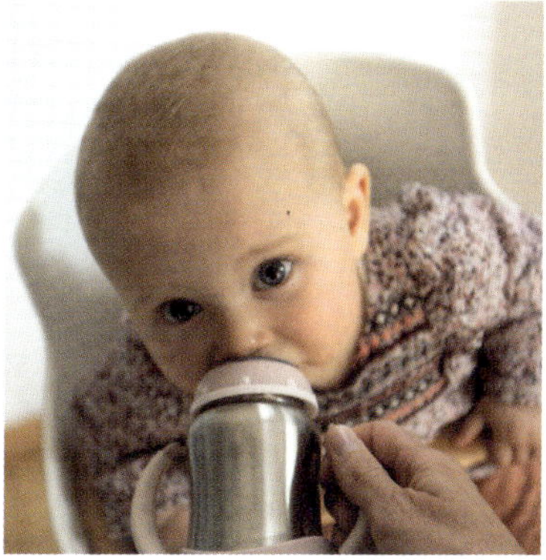

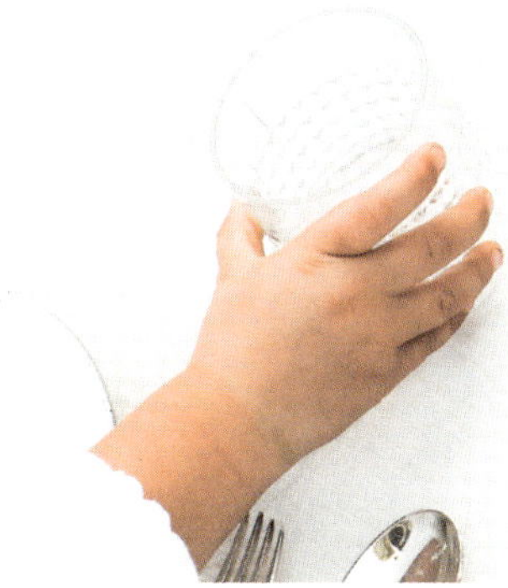

WASSER ANBIETEN

ÜBERGANG FAMILIENKOST

DER ÜBERGANG ZUR FAMILIENKOST

Geschafft. Ihr habt alle Milchmahlzeiten durch Breimahlzeiten ersetzt und jetzt im neunten oder zehnten Lebensmonat merkst du, dass dein Baby dein Essen wesentlich spannender findet als den Brei. Vielleicht merkst du auch, dass dein Baby lieber selber essen möchte, als von dir gefüttert zu werden. Dann ist es an der Zeit, nach und nach die Familienkost einzuführen und langsam damit zu beginnen, dein Baby vom Tisch mitessen zu lassen.

Diese Entwicklung ist jedoch sehr individuell und wenn du das Gefühl hast, dass dein Baby sich weiterhin sehr wohl mit seinem Brei fühlt, dann bleibe auch weiterhin dabei. Umso stückiger das Essen wird, umso eher besteht natürlich auch die Gefahr, dass dein Baby sich verschluckt. Daher ist es wichtig, dass du dein Baby beim Essen immer beaufsichtigst. Die vier Breimahlzeiten werden durch Frühstück, Mittag- und Abendessen und zwei Zwischenmahlzeiten ersetzt.

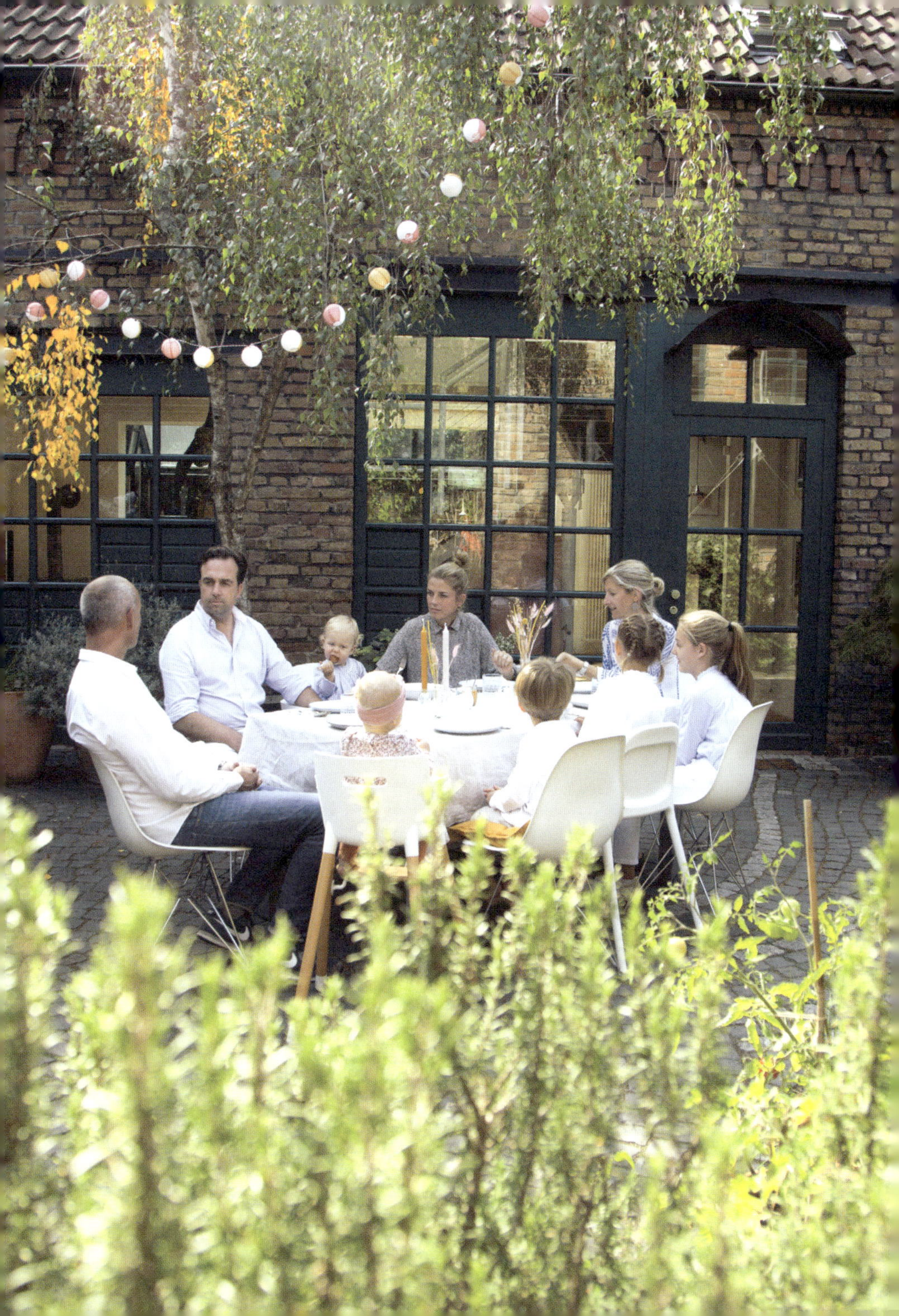

FRÜHSTÜCK UND ABENDESSEN:

Die beiden Milch-Getreidebreie können jetzt durch jeweils eine kalte Hauptspeise am Morgen und am Abend ersetzt werden. Hier eignet sich zu Beginn die klassische Scheibe Brot mit salzarmem Aufstrich, zu der du etwas Obst reichen kannst.
Als abwechslungsreiche Alternative eignet sich beispielsweise ein Obst-Müsli.

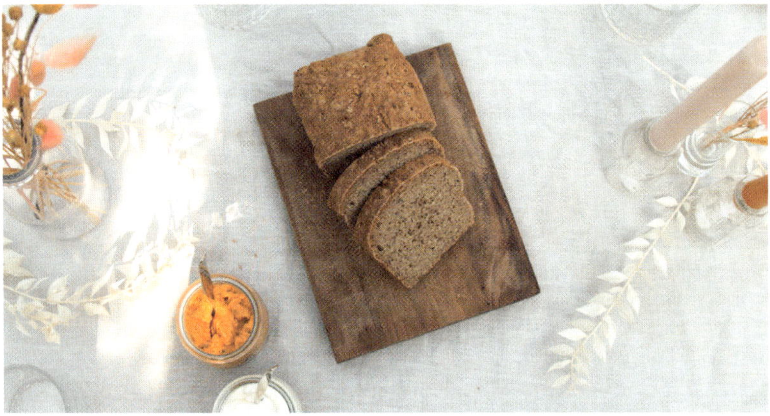

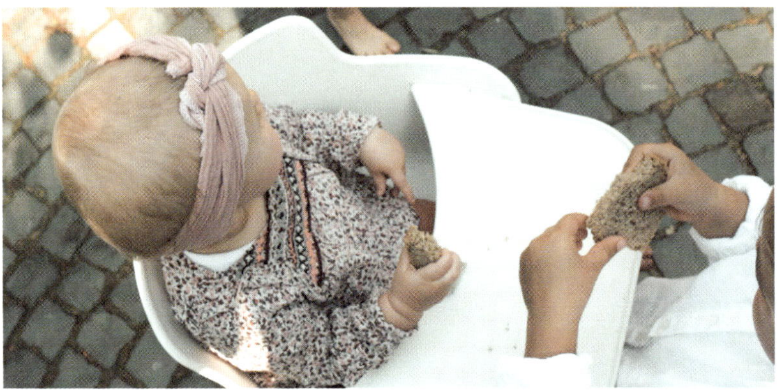

REZEPT
VOLLKORNBROT OHNE SALZ

Alle gekauften Brote enthalten Salz, welches dein Baby im ersten Jahr nicht essen soll. Daher bietet es sich an, dies selbst zu backen. Das geht schneller als du denkst.

ZUTATEN:

½ Päckchen Hefe (21g)
500ml lauwarmes Wasser
550g Vollkornmehl (Dinkel oder Weizen)
100g Haferflocken
2 EL Apfelessig

ZUBEREITUNG:

1. Die Hefe in ca. 100ml lauwarmen Wasser auflösen lassen.
2. Mehl, Haferflocken, Essig, Hefewasser und das restliche Wasser mit Hilfe einer Küchenmaschine oder den Knethaken des Handrührers zu einem Teig vermengen.
3. Eine Kastenform mit Backpapier auslegen und den Hefeteig hineingeben. Mit einem feuchten Küchentuch abdecken und an einem warmen Ort 45 Minuten gehen lassen. Inzwischen den Backofen auf 180°C Umluft vorheizen.
4. Das Küchentuch entfernen und das Brot 45 Minuten im vorgeheizten Ofen backen.
5. Nach der Backzeit das Brot 10 Minuten außerhalb des Backofens abkühlen lassen. Danach das Brot auf ein Kuchengitter stürzen und vollständig abkühlen lassen. Jetzt bietet es sich an, das Brot in Scheiben zu schneiden, einzufrieren und bei Bedarf portionsweise aufzutauen.

// TIPP: Um Abwechslung ins Brot zu bringen, kannst du die 100g Haferflocken auch durch andere Kerne oder Gemüse ersetzen. Hier eignen sich bspw. Leinsamen, Sonnenblumenkerne, Dinkelflocken oder auch geraspelte Möhren. Sobald dein Baby über ein Jahr alt ist, kannst du noch einen TL Kräutersalz hinzufügen. Dann schmeckt das Brot sicherlich der ganzen Familie.

REZEPT AVOCADO-BANANE-MANDELMUS

Den Geschmack von Mandelmus kennt dein Baby schon vom Abendbrei. Natürlich kannst du es auch pur auf ein Brot streichen, du kannst es aber auch um weitere Geschmacksrichtungen erweitern. Eine geschmackvolle Kombination ist mit Avocado und Banane. Da sich selbst zubereitete Aufstriche nicht lange halten (ca. 2 Tage im Kühlschrank), empfehlen wir, diese immer nur in kleinen Mengen zuzubereiten und zügig zu verzehren.

ZUTATEN:

//FAMILIENPORTION

1-2 EL weißes Mandelmus

1/2 sehr reife Banane

1/4 Avocado

ZUBEREITUNG:

1. Banane und Avocado schälen und mit dem Pürierstab oder Mixer zu einer breiartigen Konsistenz vermengen.
2. Nach und nach das Mandelmus hinzufügen, bis der Aufstrich schön cremig ist.

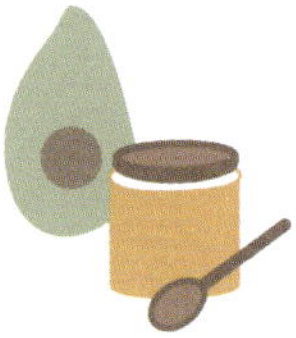

REZEPT
HIMBEERAUFSTRICH MIT DATTEL UND CHIASAMEN

Wer mag nicht gerne Marmelade auf seinem Brot? Dieser Aufstrich ähnelt Marmelade sehr und kommt ganz ohne Zucker und künstliches Geliermittel aus.
Diese Zubereitungsart eignet sich natürlich auch für andere Beeren. Der Aufstrich mit gekochten Himbeeren hält sich maximal 4 Tage im Kühlschrank.

ZUTATEN:

//FAMILIENPORTION

200g Himbeeren

1 Dattel ohne Stein

2 EL Chiasamen

3 EL Wasser

ZUBEREITUNG:

1. Himbeeren und Dattel mit dem Wasser aufkochen und pürieren.
2. Die pürierte Mischung abkühlen lassen und 2 EL Chiasamen hinzufügen.
3. Mindestens zwei Stunden, am besten über Nacht, kalt stellen.

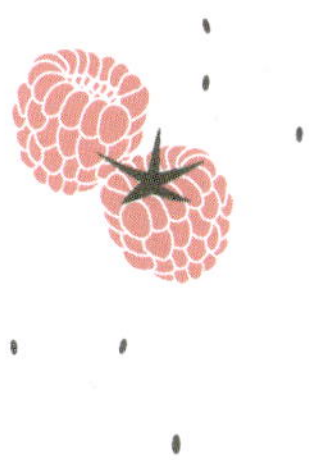

REZEPT
KRÄUTERQUARK

Kräuterquark ist ein Klassiker, eignet er sich nicht nur als Brotaufstrich, sondern auch als Beilage zu Kartoffeln oder als Dip für Rohkostgemüse. Für die Kleinsten bereiten wir diesen jedoch ohne Zwiebel zu.

ZUTATEN:

//FAMILIENPORTION

200g Quark (20% Fett i.Tr.)
1 EL Mineralwasser
Kräuter nach Wahl (z.B. Schnittlauch, Dill, Kresse, Petersilie)
Weitere Zutaten nach Wahl (z.B. Gurke, Radieschen, Paprika)

ZUBEREITUNG:

1. Den Quark mit dem Mineralwasser glatt rühren.
2. Die Kräuter und je nach Geschmack weitere Zutaten waschen und klein schneiden.
3. Den glatt gerührten Quark mit den Kräutern vermengen und mindestens 2 Stunden, besser über Nacht, ziehen lassen, damit der Quark den Geschmack der Kräuter annimmt.

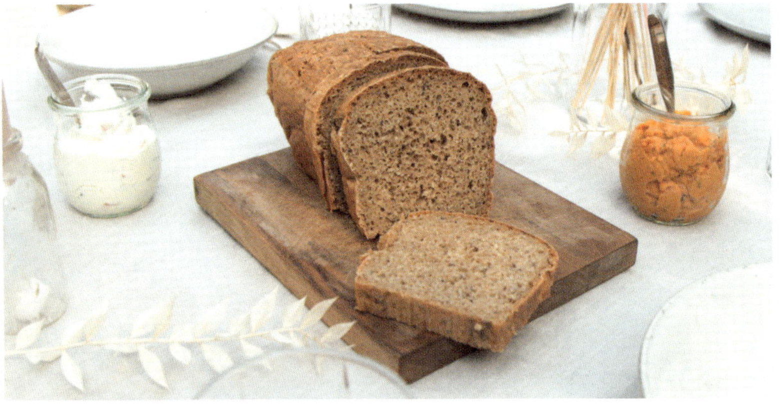

REZEPT
LINSEN-AUFSTRICH

Mit dem Übergang zur Familienkost kannst du jetzt nach und nach mit der Einführung von Hülsenfrüchten beginnen. Diese sind relativ schwer verdaulich und können zu Blähungen führen, weshalb sie sich nicht für den Beikoststart eignen.

ZUTATEN:

//FAMILIENPORTION

50g rote Linsen
150ml Wasser
100g Möhren
1TL Tomatenmark
2 EL Rapsöl
Kräuter nach Wahl (z.B. Petersilie)

ZUBEREITUNG:

1. Die Linsen eine Stunde vor dem Kochen in 150ml Wasser einweichen.
2. Die Möhren schälen, in kleine Stücke schneiden und zusammen mit den Linsen im Einweichwasser 10 Minuten kochen. In den letzten Minuten die Kräuter, die dein Baby gerne mag, hinzufügen.
3. Linsen und Möhren im Wasser etwas abkühlen lassen und Tomatenmark und Rapsöl hinzufügen. Das Wasser nicht abgießen.
4. Alle Zutaten zusammen pürieren und in ein wiederverschließbares Glas abfüllen.

Der Aufstrich hält sich circa 2-3 Tage im Kühlschrank.

MITTAGESSEN:

Um dein Baby Stück für Stück an Nahrung in fester Form zu gewöhnen und es am normalen Mittagessen teilhaben zu lassen, kannst du nach und nach damit beginnen, den Brei immer weniger zu pürieren und ihn stückiger zu lassen. Bleibe jetzt unbedingt bei deinem Kind und lasse es nicht unbeaufsichtigt essen, damit du sofort merkst, wenn es sich verschluckt.

WELCHE **GEMÜSESORTEN** KOMMEN JETZT HINZU?

Beim Übergang zur Familienkost kommen noch einige Gemüsesorten hinzu, die dein Baby vorher nicht ausreichend gut verdauen konnte und die daher erst ab jetzt empfohlen werden.

	Jan	Feb	März	Apr	Mai	Juni	Juli	Aug	Sept	Okt	Nov	Dez
Tomate							🟤	🟤	🟤	🟤		
Paprika							🟤	🟤	🟤	🟤		
Erbsen						🟤	🟤	🟤				
Zuckerschoten						🟤	🟤	🟤				
Mais								🟤	🟤	🟤		
Aubergine							🟤	🟤	🟤	🟤		
Lauch	🟤	🟤	🟤	🟤			🟤	🟤	🟤	🟤	🟤	🟤
Grüne Bohnen							🟤	🟤	🟤	🟤		
Rot-/Weißkohl	🟢	🟢	🟢	🟢	🟢	🟤	🟤	🟤	🟤	🟤	🟤	🟢

🟢 Dieses Obst ist in diesem Monat frisch aus heimischem Anbau verfügbar.

🟤 Dieses Obst ist in diesem Monat als Lagerware aus heimischem Anbau verfügbar.

Hier kannst du im Winter natürlich auch auf nicht heimisches Bio-Gemüse zurückgreifen.

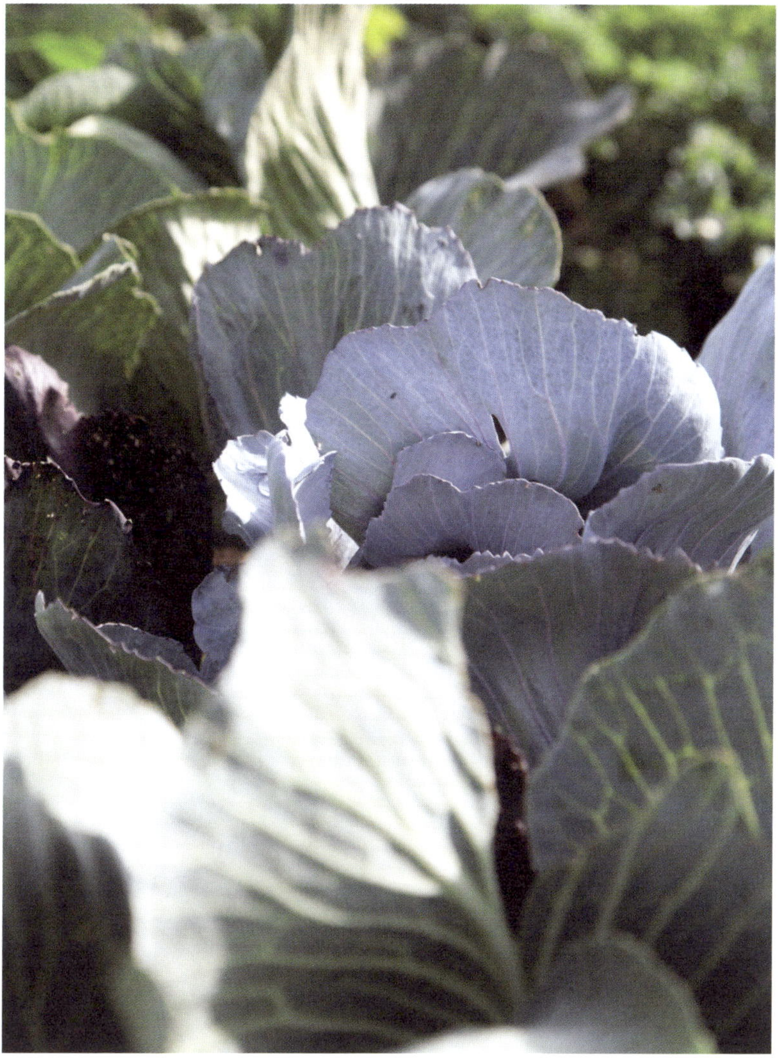

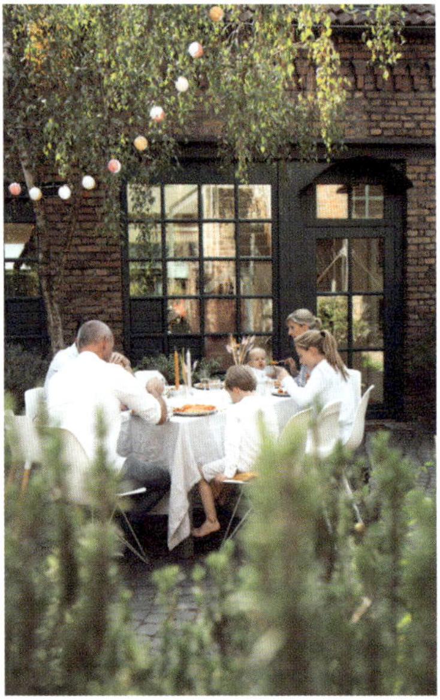

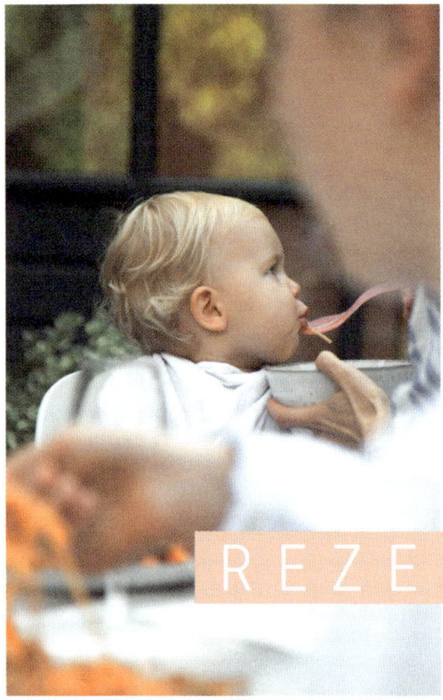

REZEPT

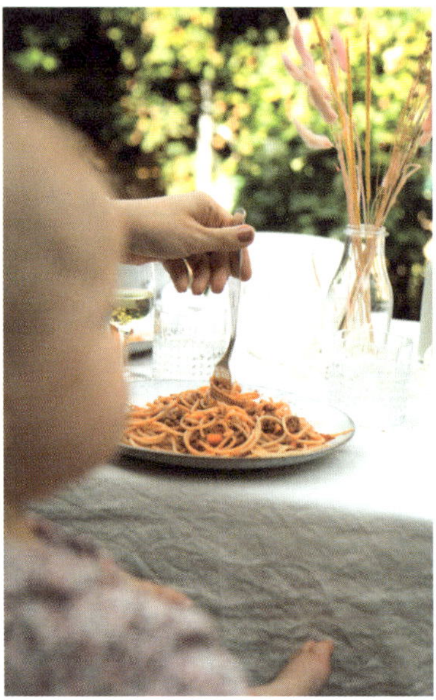

SPAGHETTI BOLOGNESE

REZEPT
SPAGHETTI BOLOGNESE

Ein Klassiker und daher immer wieder gut.

ZUTATEN:

//4 PORTIONEN

500g Dinkelspaghetti
400g Rinderhack
1/2 kleine Sellerieknolle
1 weiße Zwiebel
2 Möhren
2 TL Tomatenmark
2 Dosen gestückelte Tomaten
3 EL Rapsöl
1 TL Kräutersalz
1 Prise Pfeffer
1 TL Oregano, 1TL Thymian
Parmesan

ZUBEREITUNG:

1. Sellerie, Zwiebel und Möhren schälen und in kleine Würfel schneiden.
2. Das Rinderhack und das Gemüse im Rapsöl gut anbraten, aber nicht braun werden lassen.
3. Sobald das Hackfleisch durchgebraten ist, das Tomatenmark hinzufügen und ebenfalls kurz mit anbraten lassen. Dadurch schmeckt es später nicht bitter.
4. Die Masse mit Kräutersalz und Pfeffer würzen. Erwachsenen wird die Bolognese ungewürzt vorkommen. Aber für dein Baby ist es allemal genug Gewürz, daher kannst du es dir später einfach etwas nachwürzen.
5. Die gestückelten Tomaten, Oregano und Thymian hinzugeben und alles ca. 30 Minuten köcheln lassen.
6. In der Zwischenzeit die Spaghetti ohne Salz kochen und im Anschluss mit der Sauce und etwas Parmesan servieren.

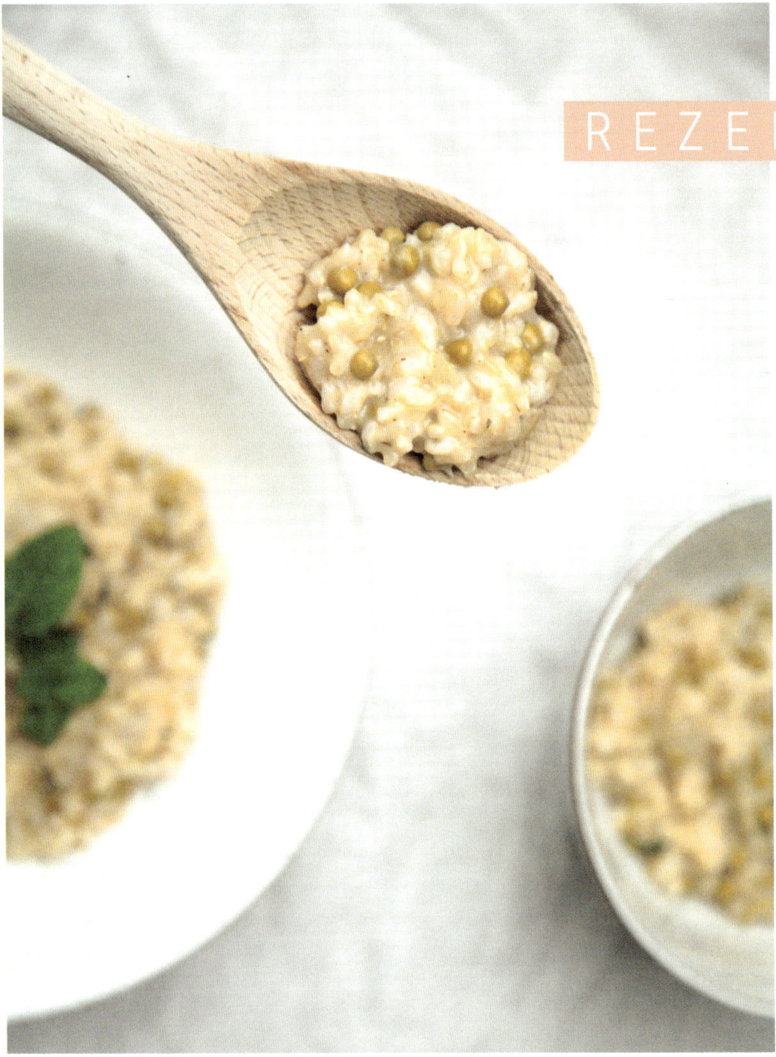
REZEPT

REZEPT
ERBSENRISOTTO MIT MINZE

Risotto gilt allgemein als Herausforderung. Wenn man aber immer schön rührt, kann eigentlich nichts schief gehen.

ZUTATEN:

//4 PORTIONEN

400g Risottoreis	75g Parmesan
400g TK Erbsen	1 EL Rapsöl
1 Zwiebel	4 Stiele Minze
1 Liter Gemüsebrühe	1 TL Kräutersalz und 1 Prise Pfeffer

ZUBEREITUNG:

1. Die Tiefkühlerbsen circa. 7 Minuten köcheln lassen und abgegossen beiseite stellen.
2. Die Zwiebel in kleine Würfel schneiden und im Rapsöl anbraten. Den Risottoreis hinzugeben und so lange anbraten, bis er glasig ist.
3. Den Reis mit Gemüsebrühe ablöschen, genau so viel, dass der Reis gut mit Gemüse brühe bedeckt ist. Die Temperatur etwas herunterstellen und unter Rühren köcheln-lassen, bis der Reis die Brühe aufgesogen hat. Dann die nächste Kelle Gemüsebrühe hinzufügen. Jetzt weiter im Wechsel rühren und Brühe dazugeben, so lange, bis der Reis außen schön weich und innen al Dente ist.
4. Die Minze hacken und zusammen mit den Erbsen unter den fertigen Reis geben.
5. Parallel den Parmesan reiben und diesen zu guter Letzt unter die Reis-Erbsen-Mischung heben.
6. Mit Salz und Pfeffer abschmecken. Die Erwachsenen können das Risotto später noch nachwürzen.

ÜBERGANG FAMILIENKOST

ZWISCHENMAHLZEITEN:

Der Nachmittagsbrei wird jetzt in zwei Zwischenmahlzeiten aufgeteilt, die vormittags und nachmittags gereicht werden. Dies kann einfach geschnippeltes Obst oder Gemüse sein und als Getreideanteil eine Scheibe Brot.

REZEPT

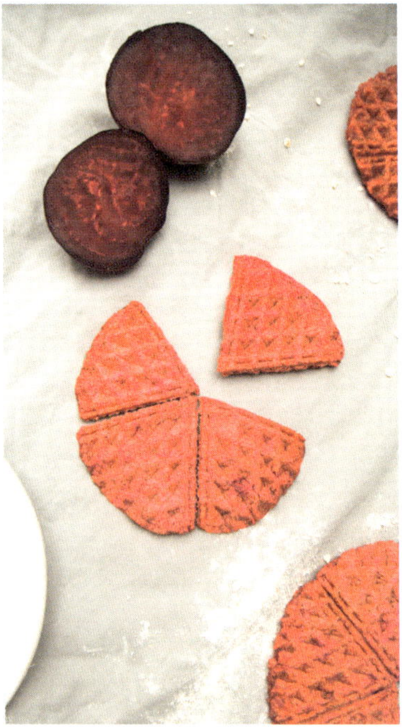

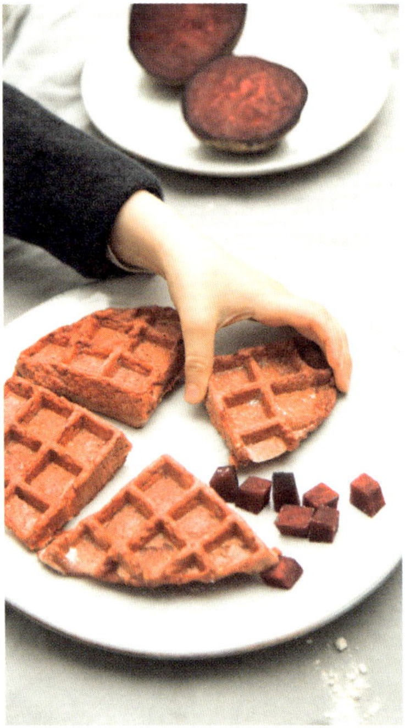

REZEPT
GEMÜSE- ODER OBSTWAFFELN

Ein idealer Snackbegleiter sind Gemüse- oder Obstwaffeln, die man auch unterwegs kalt naschen kann.

ZUTATEN:

//CA. 4 WAFFELN

100ml Wasser mit Kohlensäure

100g Obstmark ohne Zucker

100g Gemüse oder Obst

10 gehäufte Esslöffel Haferflocken

6 EL Dinkelvollkornmehl

1 EL Rapsöl

ZUBEREITUNG:

1. Das Gemüse oder Obst vorbereiten. Hier eignen sich viele Gemüse- und Obstsorten. Wichtig ist, dass es weich ist. Weiches Gemüse wie Zucchini kannst du beispielsweise einfach raspeln. Festes Gemüse wie Kürbis solltest du vorher dünsten, wie bei der Herstellung des Mittagsbreis.
2. Alle Zutaten bis auf das Öl in einen Mixbecher geben und pürieren.
3. Das Waffeleisen mit dem Rapsöl einfetten und vorheizen. Die Waffeln nicht zu dunkel ausbacken.

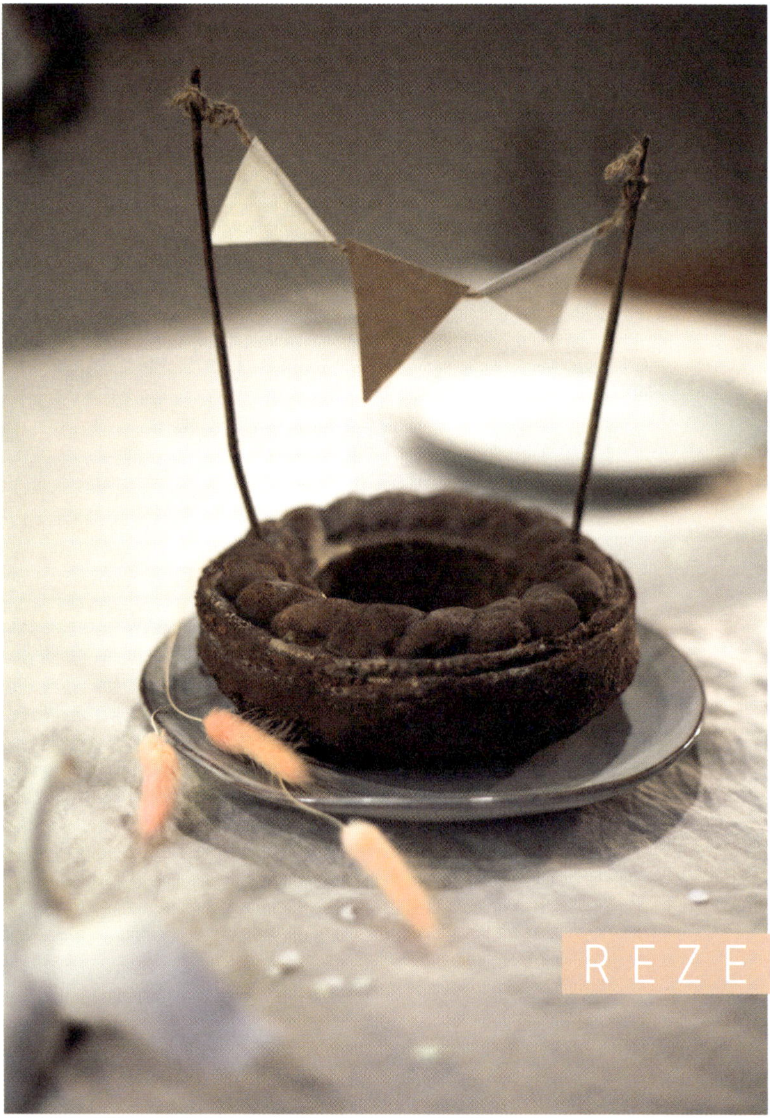

REZEPT

REZEPT
GEBURTSTAGSKUCHEN

Jetzt ist es so weit, dein Baby wird ein Jahr alt und sicherlich magst du ihm eine Geburtstagstorte zubereiten. Natürlich haben wir da auch ein leckeres, zuckerfreies Rezept.

ZUTATEN:

1 EL Backpulver
200g Weizenvollkornmehl
30g Backkakao (optional)
150g Datteln ohne Steine
Saft von einer Zitrone
4 Eier
50ml geschmacksneutrales Öl
50g Naturjoghurt
100g Apfelmark

ZUBEREITUNG:

1. Den Backofen auf 165 °C Umluft vorheizen.
2. Die trockenen Zutaten, also Backpulver, Mehl und Kakao miteinander vermengen und zur Seite stellen.
3. Die Eier schaumig schlagen und nach und nach das Öl unterrühren. Anschließend Joghurt und Apfelmark hinzufügen.
4. Die Datteln entsteinen, mit dem Zitronensaft übergießen und mit dem Stabmixer zu einer Masse pürieren.
5. Anschließend alle Zutaten mit der Küchenmaschine oder dem Handrührgerät zu einem glatten Teig verarbeiten.

6. In einer gut gefetteten und gemehlten Springform (Durchmesser 20 cm) den Kuchen für ca. 40 Minuten (Stäbchenprobe) im vorgeheizten Ofen bei 165 °C ausbacken. Sobald der Teig fertig gebacken ist, lässt du ihn auf einem Kuchengitter auskühlen.

// TIPP:

Auch ohne Kakao schmeckt der Kuchen wunderbar und wenn du lieber Torte magst, dann backe den Teig nacheinander in drei gleich großen Portionen aus und streiche anschließend Sahne zwischen die einzelnen Böden.

Den Kuchen kannst du jetzt beliebig dekorieren und verzieren.

Einen schönen 1. Geburtstag!

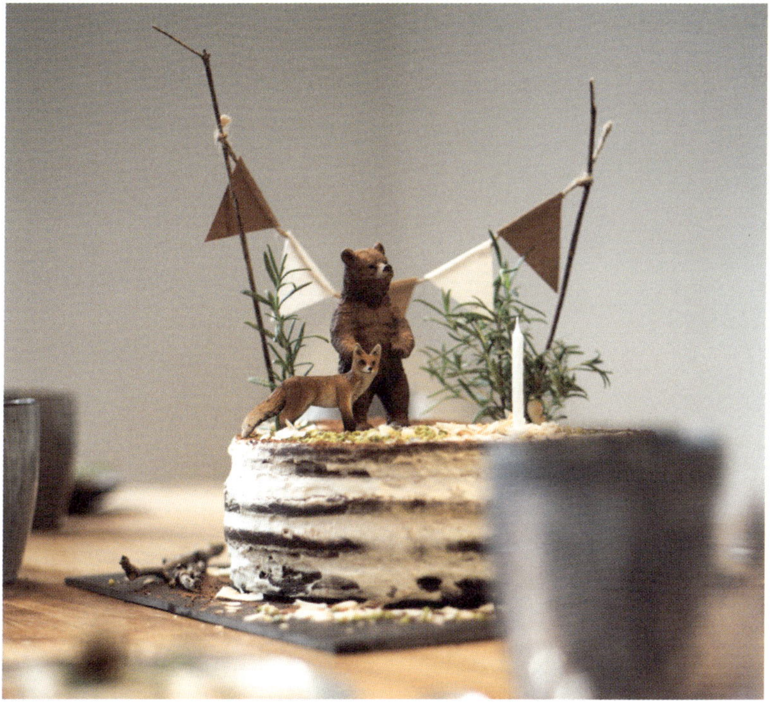

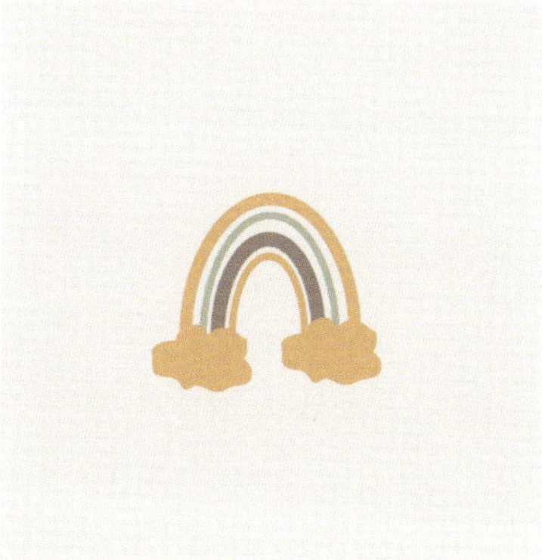

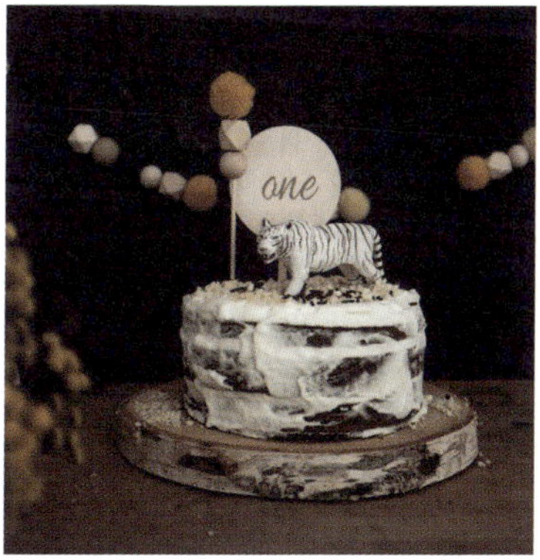
one

EIGENE REZEPTE

EIGENE REZEPTE

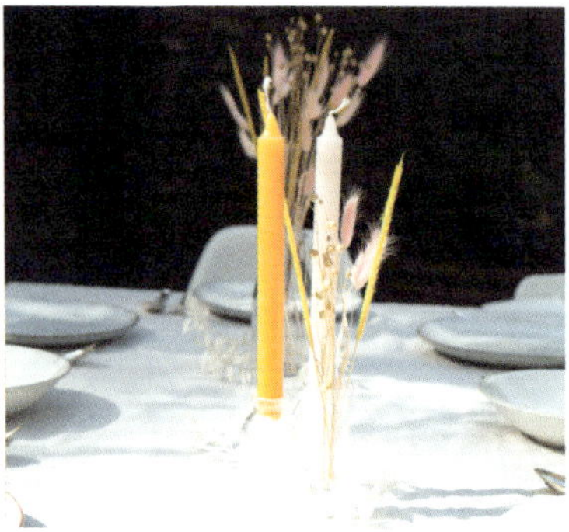

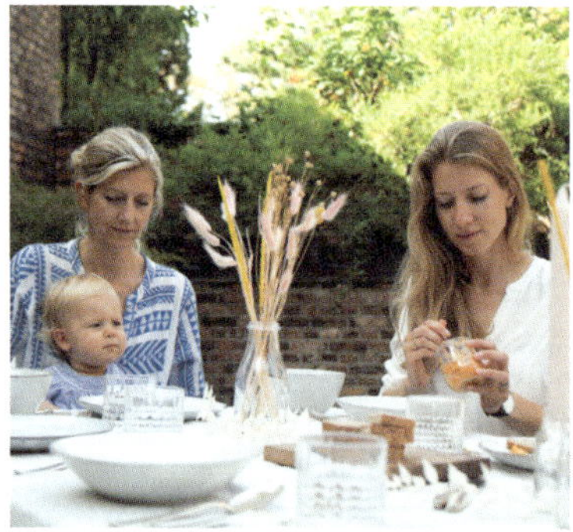

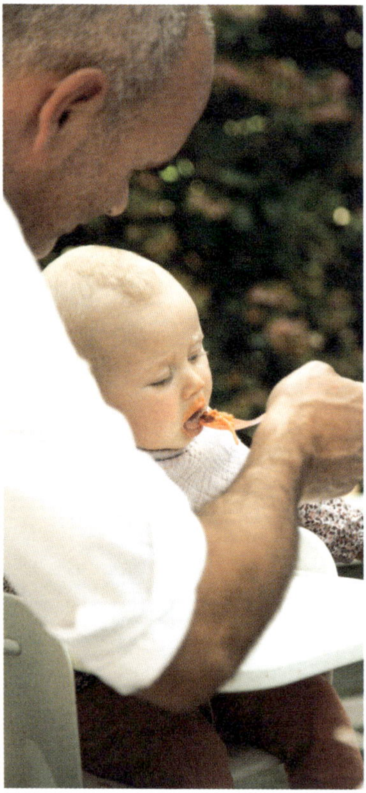

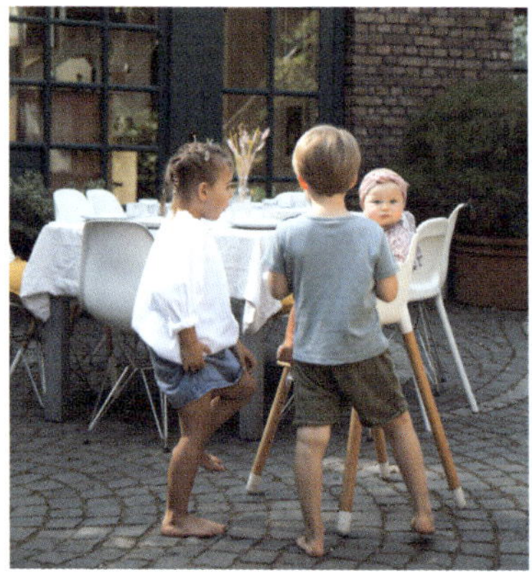

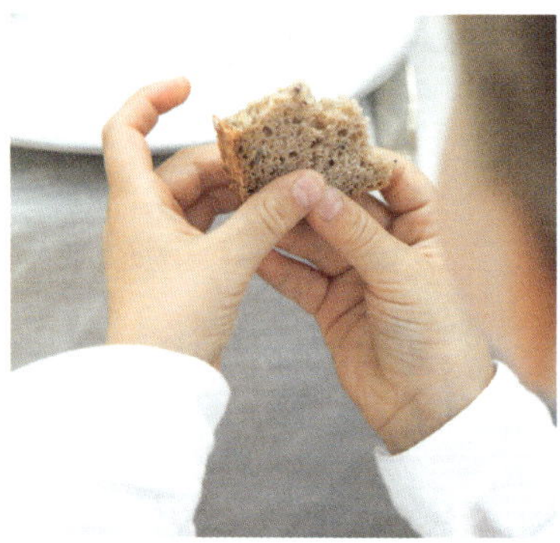

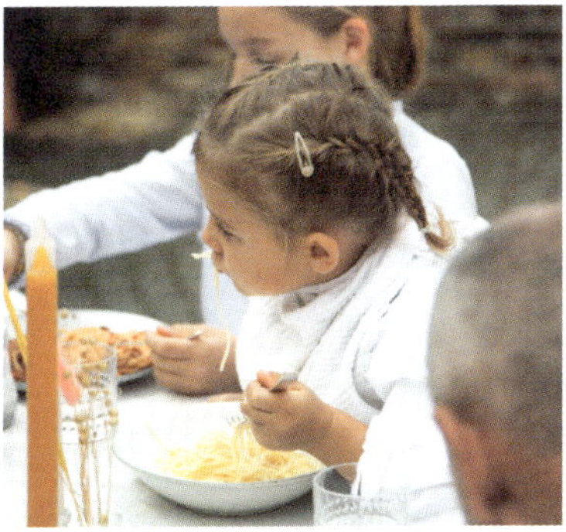
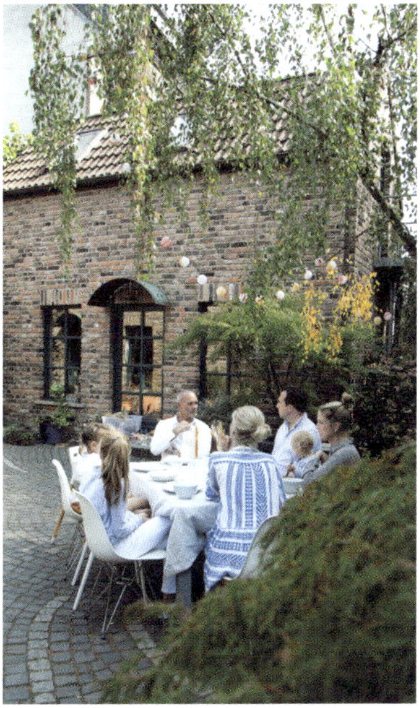
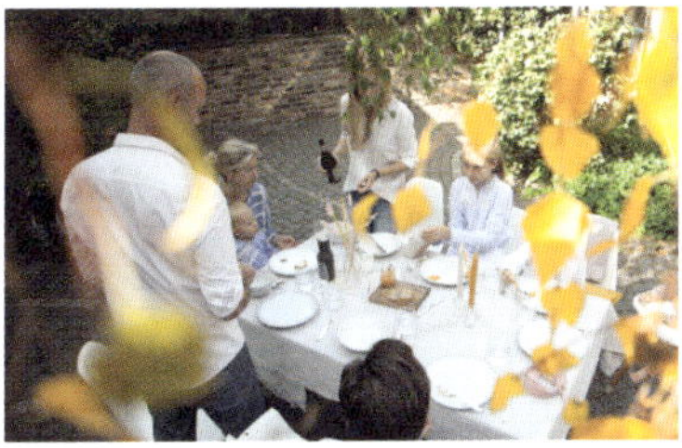
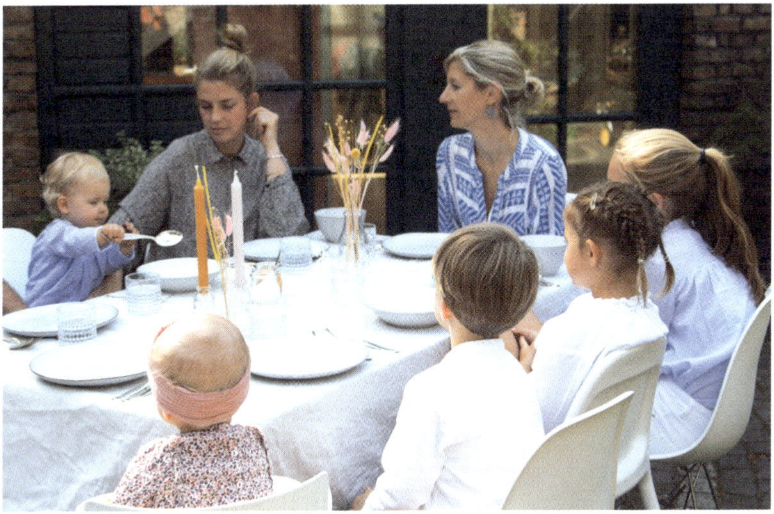

DISCLAIMER

Das Buch "Die kleine Löffelei" inklusive aller Inhalte und des dazugehörigen Beikostplans wurden unter größter Sorgfalt erarbeitet. Die Autoren übernehmen jedoch keine Haftung für die Aktualität, Richtigkeit und Vollständigkeit des Buches oder etwaige Druckfehler. Die Benutzung des Buches und die Umsetzung der darin enthaltenen Informationen erfolgt auf eigenes Risiko. Die Autoren übernehmen für etwaige Unfälle und Schäden jeglicher Art aus keinem Rechtsgrund eine Haftung. Haftungsansprüche gegen die Autoren durch die Nutzung oder Nichtnutzung der Informationen bzw. durch die Nutzung fehlerhafter und/oder unvollständiger Informationen verursachte Schäden ideeller, materieller oder körperlicher Art können nicht erhoben werden. Rechts- und Schadenersatzansprüche sind dadurch ausgeschlossen.